中医四大经典与临床实践丛书

黄帝内經临证精华

周德生　刘利娟 / 编著

周德生
李彩云 总主编

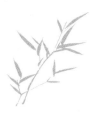

山西出版传媒集团 · 山西科学技术出版社

# 序

　　世俗多尊古，传授必有本。学术界把具有一定法则，经久不衰的千古名篇，必须学习的有原创性、代表性、典范性、权威性的重要著作称之为"经"；可以当作依据的书籍、高雅的文辞、标准的法则称之为"典"；经典就是经过历史选择出来的最有价值的书。医药为用，性命所系。中医经典即中医药文化中最优秀、最精华、最有价值的典范性著作。中医经典是经过时间淘漉和历史沉淀的中医药文化精品。

　　中医药的学术传统相当久远，产生了许多经典著作。"中医四大经典"是中医药史上有里程碑意义的四部经典巨著，是中医药学的符号象征，甚至被推崇为医门传授心法，对古代乃至现代中医药学有着巨大的指导作用与研究价值。一般将《黄帝内经》《难经》《伤寒杂病论》《神农本草经》看作"中医四大经典"，也有把《黄帝内经》《伤寒论》《金匮要略》《温病条辨》当作"中医四大经典"。我们采用第二种说法。《黄帝内经》是第一部关于生命的百科全书，分为《素问》和《灵枢》，奠基了中医药学的学术体系，并以此渗透、贯穿到中医药学领域的各个方面，用来解释人体生理、病理现象和指导疾病的预防、诊断、治疗等。《伤寒论》运用六经辨证阐述伤寒各阶段的辨脉、审证、论治、立方、用药规律等，理法方药俱全，奠定了辨证论治的基础。《金匮要略》开创了杂病的辨证论治体系，论述每种病证的不同证型和不同阶段的治疗，以及同病异治和异病同治的临床实践。《温病条辨》以三焦辨证为主干，同时参以六经辨证、卫气营血辨证，释明风温、温热、温疫、温毒、暑温、秋燥、冬温、温疟等病证的辨治，完善了外感热病理论。中医经典是现代中医药学之源，不仅提炼出中医基础理论，同样指导着中医临床学科。"中医四大经典"不仅是上医的言语尺度，学术交流的共同依附，也是中医临床的理论底子，构成一种宝贵的经验来源。

《素问·著至教论》提出熟诵、理解、辨析、洞明、践行五步"医道论"，可以作为中医经典学习方法。否则，"诵而未能解，解而未能别，别而未能明，明而未能彰，足以治群僚，不足治侯王"。《伤寒卒病论集》序曰"思求经旨，以演其所知"；《温病条辨》序言"进与病谋，退与心谋"，"究其文，通其义，化而裁之，推而行之"。这些训诫对于经典学习是有所裨益的。张元素云："仲景药为万世法，号群方之祖，治杂病若神。后之医者，宗内经法，学仲景心，可以为师矣！"

读经典得智慧，读经典得力行。阅读经典一方面是要"照着讲"，同时也要"接着讲"（冯友兰）。然而，历代中医经典读物的基本情况是，或者侧重于理论发挥，随文释义，失之高谈空泛无边；或者描述医家验案，证候甚简，乃至遵古重复套语自饰；均不切临床实际应用。我们基于多年的临床教学反馈，课程学习，初读经典，背诵几句而已；临证之后，再读经典，理解体会不同。从阅读经典中得到的领悟，是对临床思维的一种检验，从中感受到一种技精于艺的惊喜。因此，我们依托《黄帝内经》《伤寒论》《金匮要略》《温病条辨》"中医四大经典"临床教授，汰其繁枝，择其菁华，考其原旨，述其实证，编写这部《中医四大经典与临床实践丛书》4个分册。每本经典精选常用、实用、能用的反映其主干内容的原文，全部【原文】基本合成逻辑体系，【释义】中肯、恰当、正确，【临床应用】广泛、有效，有启发示范作用，每个条文【案例】有1～3个医案验证，案例来源多家名医或者期刊。

我们编写本丛书，宗旨是选择最少的原文阅读量，获得最全的理论知识，开启最深的临床领悟，掌握最实用的经典菁华。本书适合中医药院校师生、中医及中西医结合临床医师阅读，也适合中医药爱好者及中国传统文化爱好者阅读参考。

周德生　李彩云

# 前　言

　　《黄帝内经》分《灵枢》《素问》两部分。《素问》偏重人体生理、病理、疾病治疗原则，养生防病以及人与自然的关系等基本理论；《灵枢》偏重于人体解剖、脏腑经络、腧穴针灸等。冠以"黄帝"之名，意在溯源崇本。"内"与"外"相对为言，《黄帝外经》已轶。《黄帝内经》非一时一人之言，大约成书于战国时期，奠定了人体生理、病理、诊断以及治疗的认识基础，是中国影响极大的一部医学著作，被称为医之始祖、四大经典之首、中医学的基石。

　　《黄帝内经》基本内容包括整体观念、阴阳五行、藏象经络、病因病机、诊法治则、预防养生和运气学说等等。历代著名医家在理论和实践方面的创新和建树，都与《黄帝内经》有着密切的渊源关系。《黄帝内经》大多数内容已经融入中医基础理论和各种临床学科之中，成为中医药学的主干思想。中国古今最著名的大医家张仲景、华佗、孙思邈、钱乙、张元素、李东垣、李时珍、叶天士、黄元御、张锡纯、任应秋等等，均深受《黄帝内经》思想的熏陶和影响，无不刻苦研读之，深得其精要，而终成一代名医。

　　陆九渊将"圣哲之言"譬之"药笼方书"，其价值在于"良医所用""愈疾而已"（《象山先生全集·与颜子坚》）。

我们学习应用《黄帝内经》，犹如儒家"宗师仲尼"（《汉书·艺文志》），以冀达到"法于往古，验于来今"（《灵枢·官能》）之目的。

尽管生活环境和疾病谱均发生了变化，但人类个体自身的生命规律并未发生多大的改变。《黄帝内经》中蕴含着传统丰富的思维方式方法，有别于现代医学且有着极其重要的学术价值，其独特的理论对于现代中医临床仍然具有非常重要的指导意义。因为现代学科的大力发展，中医学也就有了进一认识人体的可能性。今天我们重读《黄帝内经》，感慨先人们在当时的创新探索精神，同时也觉醒当下的内经学发展重任。

2011 年 5 月，在联合国教科文组织世界记忆工程国际咨询委员会第十次会议上，《黄帝内经》成功入选《世界记忆名录》。这是一种巨大的荣誉，世界记忆不仅属于入选的某个国家，更属于全人类。

# 目　录

# 五郁

【原文】《素问•六元正纪大论》："郁之甚者，治之奈何？岐伯曰：木郁达之，火郁发之，土郁夺之，金郁泄之，水郁折之，然调其气，过则折之，以其畏也，所谓泻之。"

【释义】五郁，乃五运之郁，引发人体五郁之病。木郁"民病胃脘当心而痛"等，此乃肝郁气逆且犯胃之证。木郁达之，达，畅达之意，故疏肝解郁为之治。火郁，"民病少气，疮疡痈肿，血溢流注，……精液乃少，目赤身热。甚则瞀闷懊侬，善暴死。"此乃心火暴盛妄动之证。火郁发之，发，解散、发散之意，故解散心火为之治。土郁，"民病心腹胀，肠鸣而为数后，……呕吐霍乱。"此乃脾胃不运壅滞之证。土郁夺之，夺，泻下之意。故运脾泻滞为之治。金郁，"民病咳逆"等，此乃肺闭气逆之证。金郁泄之，泄，宣泄之意。故宣泄肺气为之治。水郁，"民病寒客心痛，腰椎痛，大关节不利，屈伸不便，善厥逆，痞坚腹满。"此乃肾水太盛之证。水郁折之，折，制水之意。故行水利水为之治。

【临床应用】

1. "木郁达之"，达者，舒达也。方选柴胡疏肝散（柴胡、陈皮、川芎、芍药、枳壳、香附、炙甘草）、丹栀逍遥散（当归、白芍、茯苓、白术、柴胡、薄荷、炙甘草、牡丹皮、栀子）

等，药物如柴胡、陈皮、青皮、香附、川楝子、佛手、香橼、生麦芽等。

2．"火郁发之"，发者，发越也，使火毒外泄之义。方选大青龙汤（桂枝、麻黄、杏仁、炙甘草、石膏、生姜、大枣）、火郁汤（升麻、葛根、柴胡、炙甘草、防风、白芍）等，药物如麻黄、桂枝、生石膏、生姜、葛根、升麻、柴胡、防风等。

3．"土郁夺之"，夺者，取也，使其改变原来的郁结状态。方选承气汤（大黄、厚朴、枳实、芒硝、甘草）、中满分消汤（青皮、当归、生姜、麻黄、柴胡、干姜、荜澄茄、薏苡仁、半夏、茯苓、升麻、黄芪、吴茱萸、草豆蔻、黄柏、木香、黄连、乌头、人参、厚朴、泽泻）等，药物如大黄、芒硝、枳实、厚朴、半夏、木香、泽泻、猪苓、茯苓等。

4．"金郁泄之"，泄者，发散、发泄也。方选葶苈大枣泻肺汤（葶苈子、大枣）、厚朴大黄汤（厚朴、大黄、枳实）等，药物如葶苈子、厚朴、大黄、杏仁、苏子、莱菔子、白芥子、生姜、丝瓜络、橘络等。

5．"水郁折之"，折者，断也，断其病路之谓。方选牡蛎泽泻散（泽泻、蜀漆、葶苈子、商陆、海藻、牡蛎、瓜蒌根）、十枣汤（芫花、大戟、甘遂、大枣）等，药物如泽泻、猪苓、茯苓、葶苈子、商陆、瓜蒌根、海藻、牡蛎等。

【案例】

1．陈士铎医案：一心腹饱胀，时肠鸣数声，欲大便，甚则心疼，两胁填实，或吐痰涎，或呕清水，或泄利暴注，以致两足面浮肿，身渐重大。此初起乱治，及后必作蛊胀治，谁知土郁乎。土郁，脾胃气郁也。《内经》将土郁属气运，不知原有土郁之病，不可徒咎岁气，不消息脏腑。夫土气喜升不喜降，肝木来侮，则土气不升；肺气来窃，则土气反降。不升且降，土气抑郁不伸，反克水矣。水受克，不能直走长川大河，自然泛滥溪涧，遇浅则泄，逢窍则钻，流何经即何经受病。法宜疏通其土，使脾胃气升，则郁可解。然实脾胃素虚，则肝侮肺耗。倘脾胃气旺，何患其成郁哉。必须补脾胃，后用夺法，则土郁易解。用善夺汤：茯苓30g，车前子、白术各9g，柴胡、半夏各3g，白芍15g，陈皮1g。4剂渐愈。方利水不走气，舒郁兼补正，何必开鬼门，泄净府，始谓土郁夺之哉。

一咳嗽气逆，心胁胀满，痛引小腹，身不能侧，舌干嗌燥，面陈色白，喘不能卧，吐痰稠密，皮毛焦枯，人谓肺燥，不知肺气之郁，为心所逼而成。然火旺由于水衰，肾水不足，不能为肺复仇，肺金受亏，抑郁之病起。如父母为外侵，子难报怨，父母断不怪子之怯，怨天尤人，不能相遣。是治肺郁，可不泄肺乎？然惟大补肾水，水足心有取资，必不犯肺，是补肾水正泄肺金。用善泄汤：熟地、玄参各30g，枣皮15g，荆芥、牛膝、炒枣仁、沙参各9g，贝母3g，丹皮6g。2剂轻，10剂全愈。方补肾制心，实滋水救肺。肺得水泄而金安，肾得金养而水壮，子母同心，外侮易制，此金郁泄之，实有微旨。摘自：《辨证奇闻·五郁》

2. 王小军医案：马某，女，26岁，2010年6月11日初诊。自诉痛经6年，经前经期下腹胀痛，月经量少，色暗夹血块，块下痛减，结婚9月未孕，常无故情绪不舒，舌淡有瘀斑，脉弦。证属肝郁血虚，气滞血瘀。治宜养血和肝，行气化瘀。药用：炒柴胡10g，延胡索15g，当归10g，白芍15g，制香附 10g，乌药 10g，益母草 15g，五灵脂 10g，茯苓 10g，川牛膝 10g，炙甘草 10g。1 剂 / 天，水煎分 2 次服，调治 1 个月后患者 7 月 13 日行经无腹痛，遂在上方基础上稍事增减，于经前 4 天至经期服药，巩固 3 个月，痛经未再复发，并于当年 11 月怀孕。

　　陈某，男，63 岁，2010 年 10 月 15 日就诊。自诉难以入睡 4 年余。4 年前因精神刺激出现入夜心烦，难以入睡，甚或彻夜不寐，曾服各种镇静西药以及安神补心丸、心神宁、五味子片及酸枣仁汤等，效果不佳。现症：入夜难眠，阵发性燥热，头晕耳鸣，胸闷心悸，小溲黄赤，大便干结，舌红苔黄腻，脉弦数。辨证为肝郁化火，心神不宁。药物组成：姜黄、柴胡、茯神各 15g，黄芩、远志、僵蚕、法半夏、生大黄（后下）各 10g，煅龙骨、煅牡蛎各 30g，蝉蜕 5g。1 剂 / 天，水煎分 2 次服，7 剂后诸症均减，入夜可睡 5 小时，效不更方再进 7 剂诸症皆瘥，随访 4 月未再失眠。摘自：《内经》五郁治则临证验案举隅，《西部中医药》2014 年第 1 期

　　3. 刘渡舟医案：李某某，女，15 岁。病起于外感，高热（39.5℃），头痛，肢体酸楚。至五六日后，突发上腹部疼痛，午后发热更甚，经某医院诊断为急性腹膜炎，准备收住院治疗。其父考虑到经济比较困难，转而求治于中医。切脉弦紧有力，舌质红绛而苔腻，皮肤亢热，腹部板硬疼痛拒按，大便已 7 日未解，小便短赤，时发谵语。此为邪热内陷，与水饮相互凝结而成结胸证，宜急下之。大黄 6g，芒硝 6g，甘遂末 1g（另包），冬瓜仁 15g，苡米 15g，桃仁 9g，滑石 9g，芦根 15g。先煎大黄苄物，汤成去滓，纳入芒硝微沸，再下甘遂末和匀，温分 2 次服下。初服后

约 1 小时，大便作泻，但不畅快；2 服后不久，大便与水齐下，随之脘腹疼痛顿释，发热渐退。嘱令糜粥调养而愈。摘自：《刘渡舟经方医案·大结胸证案》

# 九气为病

【原文】《素问·举痛论》："余知百病生于气也，怒则气上，喜则气缓，悲则气消，恐则气下，寒则气收，炅则气泄，惊则气乱，劳则气耗，思则气结。"

【释义】《诸病源候论·气病诸候》："九气者，谓怒喜悲恐寒热忧劳思。因此九事而伤动于气。"故统称为九气为病，旨在说明许多疾病的发生都是由于脏腑经脉气机失调所致，正如张介宾《类经·疾病类》所说："气之在人，和则为正气，不和则为邪气。凡表里虚实，逆顺缓急，无不因气而生，故百病皆生于气。"

【临床应用】

1. 百病生于气，治病的根本在于调气。在临床上的常见病、多发病，都可能跟气有关，尤其是疑难杂症，更要从气的方面来考虑。在气化的过程中，由于气化的太过与不及，或是气机升降出入的异常，就会导致疾病的发生。若是气化太过，机体就处于亢奋的状态，人体常表现为实证热证，如肝火炽盛、胃火炽盛等；气化不及，则人体处于衰退状态，则机体常表现为虚证寒证，如肺气虚、肾气虚等等。所以历代医家常从气机升降出入的角度来解读病理、分析病机和指导立法、组方和用药，具有很强的针对性。在治疗中，以调节气机的升降出入为根本出发点，采用"虚则补之，实则泻之，补其不足，泻其有余"的方法，使阴阳偏盛偏衰恢复到相对平衡协调的状态，从达到治愈疾病的目的。

2.调气关键在于疏肝理气。《读医随笔》说："凡脏腑十二经之气化，皆必藉肝胆之气以鼓舞之，始能调畅而不病。"阐明全身脏腑、十二经脉的气化要靠肝胆之气的鼓舞，才能维持正常的生理功能。临床上从疏肝入手，以疏肝理气为先，应用范围非常广泛。

3.不可忽视情志疗法。张子和说："《内经》治七情九气之法，皆以五行五志之理制而胜之，深中病情之至治也。如怒气甚者，以悲胜之，以怆恻苦楚之言感之，故曰悲可以治怒。如喜气甚者，以迫剧死亡之言怖之，故曰恐可以治喜。如悲甚者，以谑浪亵狎之言娱之，故曰喜可以治悲。如恐气甚者，以虑彼忘此之言夺之，故曰思可以治恐。如思气甚者，以污辱欺罔之言触之，故曰怒可以治思。寒可以治炅，炅可以治寒，劳以逸温之，惊以习平之，故曰：惊者平之。平，谓常平也。夫惊者以惚然而逢之也。使习见习闻，则不惊矣。"

【案例】

1.陆锦川医案：一妇得异疾，恶闻食气肉味，三餐冷粥素食，亦复惶惶。近邻炊香即疾避之，不尔则心胸堵闷，气急而厥。延医者再，针药罔效。羁疾近季，食少怀忧，馁羸日加。是时余方习医，闻其邻者言，奇之，乃往观焉。询其服方，消健、安镇、化痰、补益，法殆备矣，惟其无功。因询病源，但言惧炊！久而成疾，闻人言炊即心动，自是举家讳之。其邻者私谓余曰："闻其小女言，其母炖狗肉水涸，焦烟突起，妇急往救，突然昏仆。醒后询之，妇曰：

吾见烟起如蛇，钻吾鼻窍，腥秽直透心腹，顿觉堵闷，呼吸困难，遂尔昏厥不省，自是终日惕惕，恶炊之疾成也。家人疑其魔，请巫祝攘之，亦无效。"余省曰："此症得之惊恐，然心病需以心药。"一时无措，携疑而归。翌日，余知会其邻及其夫，复谓妇曰：汝厌饭气。可试食炮米花糖粥。慎勿冷食，恐伤脾胃也。余于古书已检索得汝之病源，正为汝炼一丸药治之，当勿忧。"妇喜，试食米花，觉稍利。不半日而饥，饿而复食。数日，后觉食量有增，精神稍可。其夫告之，余曰可也。其邻与妇故寻小衅，即移炊于妇窗下，其妇惊曰："汝知我畏此，何特相戏乃尔。"其邻曰："观风水者谓我，此灶不移，吾家将殃，汝之怪病将替吾家也，故不得已而为之，汝既羁疾也，又何患乎？"妇怒曰："汝欲置我于死地而后快乎！"遂哭告其夫。夫亦怒曰："彼明知汝有疾，故来相逼，真欺人太甚！吾男子，未宜骂詈。汝若畏之则忍，不尔，伺其炊则骂之。日日不休，其必殚烦而徙也。"妇性懦，孤疑未决。次夕又告，夫怒曰："人善招欺，汝既畏之又何告焉！"妇愤甚。翌晨和颜谓邻曰："向处尚偕，今何薄情若斯？望怜子少，幸留我一命矣！"邻讥曰："汝畏食气，早晚短命，吾怜汝，奈吾家何？"妇怒不可遏，冲至厨下欲相拼。夫拦之，乃大骂。有间，炊香扑鼻，妇竟不顾。至晚，邻炊正起，妇又骂之。如是数日，夫曰："彼所持者，唯汝疾耳。汝其食饭，倘无虞，令彼气杀！"妇喜曰："近食米花，腹中常饥，吾当勉为之。"遂且喜且怒而食。继食肉，觉闷恶，因思报复，恨声不已食之，渐而胆壮，食欲亦生，殆及半月，益佳。妇遂肉食于邻厨，且笑且骂，期气之。孰知邻者与其夫相顾抚掌大笑，妇诧之，询其夫，夫始以实告。妇惭曰："吾亦疑之，邻与吾家素善，何尔如此，不想竟系小医生之谋。"其夫邀余谢之曰："吾妻疾异，君之治法亦奇，然何由思得此法？"余曰："固不足奇，清代一医家治一妇怵惕、失眠。畏闻木声，群医束手。此医置妇于高座，令人以木击其座。妇惊则慰之，久而渐平，遂愈。"或问此何治法，曰："惊者平之，平者常也，常则不惊，故乃愈。"尊夫人之疾，亦得之惊恐。然腥秽伤中，故恶闻肉食气，久而成习，神思惊惕，杯弓蛇影，岂药石之可疗。且食为生本，非失眠之可久持。今闻食则厥，亦非"平者常也"之可济。伏思无计，退求诸古，细参《内经》九气，忽而有悟，惊者气乱，神无所倚，心无所主，恐则气下，下气以却，上气以膈，故而疾作。夫七情之制，相克固本五行，然活法在人，妙用存乎一心。经以惊者平之，平之不解奈何？余思之莫若忘之。平固不惊，然忘之尤无所动也。恐者安之，安之不解奈何？余以为莫若怒之。安其不恐，莫若激之使怒而更无惧也。思得其理，法自出。今日方知"医者意也"之云为。摘自：《仿佛医案医话录·启迷正道门》

2. 干祖望医案：李某，男，50岁。初诊：1985年8月30日。主诉：在旅途中左耳陡然失聪，嗡嗡鸣响，听力下降。2个月之后，耳鸣由微转亢。血压正常，大便偏稀。检查：音叉试验：任内氏：左耳气导大于骨导；施瓦伯氏：左耳缩短；韦伯氏：偏向右侧。舌质淡红，舌苔薄白。脉平。征途劳顿，起居失常，致气血违和，阴阳失济，"浊阴蒙蔽清道"，治用升清开窍法，意在"挥戈一击"。处方：升麻3g，柴胡3g，马兜铃6g，丹参10g，茺蔚子10g，石菖蒲3g，路路

通 10g。5 剂药后，耳鸣大减，听力上升。后以原旨调理 40 剂，鸣息而痊。摘自：《干祖望医案·冲击疗法治疗耳鸣案》

3. 邵兰荪医案：木克土化泻，脉沉弦而涩，舌滑脘闷，带下癸涩，故宜顺气和中。乌药 6g，大腹皮 9g，化龙骨 4.5g，炒青皮 2.4g，茯苓 12g，砂壳 4.5g，芡实 9g，厚朴 4.5g，木蝴蝶 1.5g，新会皮 4.5g，绿萼梅 4.5g，3 帖。按：罗浩《医经余论》说："木来克土，犯胃则不能食，犯脾则不能化"。不化故脘闷腹泻带下，方用木蝴蝶、绿萼梅、青皮等疏肝调气，芡实、茯苓、龙骨健脾固涩。清疏开郁，以轻去实，这是邵氏疏肝调气的最大特色。摘自：邵兰荪疏肝调气经验介绍，《浙江中医杂志》1986 年第 1 期

# 病机十九条

【原文】《素问·至真要大论》："诸风掉眩，皆属于肝；诸寒收引，皆属于肾；诸气膹郁，皆属于肺；诸湿肿满，皆属于脾；诸热瞀瘛，皆属于火；诸痛痒疮，皆属于心；诸厥固泄，皆属于下；诸痿喘呕，皆属于上；诸禁鼓栗，如丧神守，皆属于火；诸痉项强，皆属于湿；诸逆冲上，皆属于火；诸胀腹大，皆属于热；诸燥狂越，皆属于火；诸暴强直，皆属于风；诸病有声，鼓力如鼓，皆属于热；诸病胕肿，疼酸惊骇，皆属于火；诸转反戾，水液浑浊，皆属于热；诸病水液，澄彻清冷，皆属于寒；诸呕吐酸，暴注下迫，皆属于热。故大要曰：谨守病机，各司其属，有者求之，无者求之，盛者责之，虚者责之，必先五胜，疏其血气，令其调达，而致和平，此之谓也。"

【释义】病机二字的意思，王冰解释为"病之机要"，谢利恒解释为"病之机括"，我们可以把它解释为引起疾病发生、症状出现与变化以及病情发展的原因与机理，与现代医学的"病理"有所近似。以上五脏病机五条，上下病机二条，风、寒、湿病机三条，火病机五条，热病机四条，是中医诊断和治疗疾病的基本准则。在诊断疾病的时候要"审察病机，无失其宜"，在治疗疾病的时候要"谨守病机，各司其属"。

**【临床应用】**

1.首先应正确理解"诸"字与"皆"字的涵义,不能解释为"所有""一切""全部""都是",只能理解为"大多""多是""大概""诸如"等。在十九条病机中,每条所涉及的症状多少不一,其间或由病因所联系,或因辨证所需要,把几个症状联系成一组,一般来说不要把它割裂成一个个单独的证候或症状去理解,以免有失偏颇。病机的变化是复杂的,它与症状之间的联系是多元的,这种多元性为异病同治、同病异治奠定了理论基础,是症状鉴别诊断学的雏形。指出辨析病机的纲要是从五脏定病位、从六气定病因。

2.六气中尚缺暑、燥二气,可能是经文遗佚阙漏。金元刘完素补充了"诸涩枯涸,干劲皴揭,皆属于燥"一条。现代李积敏补充了"诸温汗出,烦则喘喝,静则多言,皆属于暑"一条。

3.病机十九条中的关键在于"有者求之,无者求之;盛者责之,虚者责之"。张景岳《类经》:"盛、虚、有、无四字,贯一篇之首尾……最为吃紧纲领。"汪石山《读素问钞》指出:"十九条"固然是"察病之要旨",而这几句话更是"要旨中之要旨"。有外邪的,当辨别是什么性质的邪气;没有外邪的,应寻找其他方面的病因。疾病表现为实证的,应研究其邪气为什么盛;表现为虚证的,应探明其正气为什么虚。"有者"是指病机十九条已经记载了的病证,本着"谨守病机,各司其属"的精神,对比十九条以推求符合于哪一条对病因病机的概括。"无者"是指病机十九条没有述及的病证,要根据"谨守病机"的精神，在十九条的范围之外去寻求。

【案例】

1.傅松元医案：邻人冯在邦妇，胎前子肿甚大。产后肿益甚，卧床人如大字式。一足在内，一足在外。一被不能覆一足，询其故，阴门如五升斗。时产后八日，大方脉女科五六辈，老医皆束手无法。独周易堂尚未辞绝，然服其方亦不效，而喘促之状欲绝。余初学医，日三四往诊，脉形气色，皆无败证。每思一方，诸医皆用过，然殊不应。乃考方书至二更后，神倦和目，室中别无人，忽闻云"文蛤散"，不知声从何来，既而解衣就寝。才合目，又闻呼"文蛤散"。余奇其声，惊而起，伏思此方出于《金匮》，乃披衣起检查。《金匮》云："渴不喜饮，文蛤散主之。"惟思此方与水肿不合，更与产后水肿无关，乃熄灯安卧。卧未几，突闻大声言端的（太仓土音到底）文蛤散。余遂大醒，再三忖度，忽闻挝门声甚急，即披衣拖履下楼，至门启关，冯在邦在焉，则云病势极危，求赐一方，望勿却。余即书文蛤散三钱，淡姜汤调和分三服，频频徐进。余不过聊为塞责，不意天才明在邦报云："已大效矣！"余询其故，在邦云："三更第一服，四更第二服，闻腥即作恶，遂欲泻，扶而上桶，竟大泻如注。少顷欲起又泻，至天明已泻至四十下。现在肿已十去七，但第三服，腥秽之气不能近口，奈何？"余思文蛤是蛤壳耳，何至腥秽如是？乃再往诊，肿果退，改用四君子合五皮饮，加附桂车前等，调治半月而愈，后至采芝堂药店，谈及文蛤，一李叟（南京人）云："文蛤有二种，一蛤壳之边有纹者，一五倍子，又名川文蛤是也。"余问："前半夜，向宝号买文蛤散三钱者，宝号以何物与之？"李叟曰："我亲手煅研川文蛤三钱付之。"余曰："奇矣，余之所书文蛤散，是蜃炭也。君所发者，为五倍子，所以腥秽之气，难以入口。奇哉！奇哉！"为述往事释其疑，后每以此事告人。及遇蒋子蓝世叔，子蓝云："此令先祖之传方也，家大父村时，曾患酒臌，服药无效。至苏松各处，求诸名医，亦复无功。回刘后，小溲点滴不通者已二日，我家伯曰鸿者棋国手也，与令先祖振声公为棋友亦道友，尝同研治臌之术，鸿伯曰溲涓滴不通，恐无法矣。令先祖曰法则有之，恐君未必信，乃书生脉散一方。云取何意？曰凡治臌之方，必向下攻，攻之即极，犹碓粉之不能上泛，瘀垢之浊，凝于膀胱下口，欲出而无路可通，且如羽禽无肺者则无溺，故溺与肺攸关。肺布叶举，则通调水道，下输膀胱，今膀胱之闭塞，宜举肺叶而展布之，必欲用五味子之酸，以酸可收提也。遂试之，果渐通，通后溺果黑而浊，弃溺于坑，积垢至半。今五倍子之涩，与五味子之酸同，岂非令先祖之妙法乎？"虽然酒积之为害如此，可纵饮耶！

盛雪仁按：此案怎一个奇字了得，不愧《医案摘奇》之称号，然吾辈学医不得因一奇字而匆匆掠过。五倍子去水肿，之前于王幸福《杏林薪传：一位中医师的不传之秘》中亦曾有见，论其渊源得无源乎此也！然论此人之症，胎前子肿，产后益肿，且阴门肿如五升斗，病机十九条有两条暗合，其一"诸湿肿满，皆属于脾"，其二"诸病胕肿，疼酸惊骇，皆属于火"。然此病未见疼酸惊骇之举，且无胸腹之胀满，是二条有合而不皆合也。经言："寒伤形，热伤气。气伤痛，形伤肿……风盛则动，热盛则肿……"，是肿有寒、湿、热诸因。且胎前气血本乱，加之产后气血益虚，复又久病杂药，脾胃益虚，脾胃为一身气血化源，化源败则寒湿内生。又肺主气，脾统血，肝藏血，肾藏精，女子以血为本，气为守，肝肾同为先天，脾胃同为后天，后天伤必累及先天，本伤而气散，则肺失清肃收敛之性，精血内枯，肝脾失陷，冲任失守。五脏内寒，则六腑燥热。肠燥则结，胆燥则逆，胃燥则干，肠胃干结则水湿不行而内闭，胆燥则逆，相火失守，故发为喘促。然肝胆者厥阴少阳之气，足厥阴肝经绕阴器，其气易逆易陷，观其证候，肝气失陷则下逆阴门，而阴门肿如斗大。故用五倍子酸涩收敛升提之，使逆者得降，陷者稍升，热回而寒湿得化。然余又有疑也，既热回而寒湿化，何以反致泄泻如注耶？以热回则肺气清肃，肺气清肃则魄门开，前以肝气失陷，携湿火将肠道拥堵，今则魄门开而水热借肠道而走也。后继用四君子合五皮饮加桂附车前，暖补脾肾而分利水湿终愈也。然既是湿热之病，何以不用清热利湿之品，反用四君子、五皮饮、桂附车前之属也？以患者本以虚体，大病暂缓，当急守气中焦胃气，且此病以热为标，寒湿为本，热去而独剩其寒，故用燥土暖水之法。若用清热利湿之品收尾，反易致病情加重。何也？因虚热非实热，虚热愈清愈热，反致水湿不化寒之更寒而不愈也。此一般清热利湿之品，反不消肿之一因也，吾辈故不得不深思也。如表实之证者，不得用此法，用之则固表愈甚，水亦不易消也。此案关键在酸涩收提，真乃一亮点也，亦补药物理论与临床应用之一缺。药用至此，亦通神哉！摘自：《医案摘奇·水肿》

2. 吴佩衡医案：病人男，32岁，患龈缝出血已久，牙床破烂，龈肉萎缩，齿摇松动，且痛而痒，服滋阴降火之品罔效。余诊之，脉息沉弱无力，舌质淡，苔白滑，不思水饮。此系脾肾气虚，无力统摄血液以归其经。齿为骨之余，属肾，肾气虚则齿枯而动摇。脾主肌肉，开窍于口，脾气虚而不能生养肌肉，则龈肉破烂而萎缩。气者，阳也。血者阴也。阳气虚则阴不能潜藏而上浮，阴血失守而妄行于血脉之外。法当扶阳以镇阴，固气以摄血，俾阴阳调和则血自归经而不外溢矣。拟方潜阳封髓丹加黑姜、肉桂治之。附片60g，西砂仁20g（研），炮黑姜26g，上肉桂10g（研末泡水兑入），焦黄柏6g，炙甘草10g，龟板13g（酥，打碎）。服1剂稍效，3剂血全止，4剂后痛痒若失。连服10剂，牙肉已长丰满，诸证全瘳。按：附子、肉桂温朴下焦命门真火，扶少火而生气，砂仁纳气归肾，龟板、黄柏敛阴以潜阳，黑姜、炙草温中益脾，伏火互根，并能引血归经，故此方能治之而愈。余遇此等病症，屡治屡效，如见脉数饮冷，阴虚有热者，又须禁服也。摘自：《吴佩衡医案·牙龈出血》

3. 陈纪藩医案：患者，女性，53岁，2009年4月14日入院。自诉2003年前无明显诱因出现双手小关节肿痛，2005年出现眼睛干涩不适，2008年8月13日于外院住院，查：自身抗体3项：抗核抗体（ANA）（+++），抗双链–DNA抗体（抗ds-DNA）阴性，抗脱氧核蛋白抗体（抗DNP）（+++），抗干燥综合征A抗体（抗SSA）（+），血沉（ESR）88 mm/h，C反应蛋白（CRP）30.2mg/L，类风湿因子（RF）394.2 IU/mL，唾液腺核素扫描示：双侧腮腺及颌下腺功能下降（符合干燥综合征改变）。因患者拒行唇腺活检，故诊断考虑干燥综合征可能。住院期间曾用复方倍他米松、白芍总甘胶囊、锝（99TC）业甲基二磷盐、来氟米特片、双氯芬酸钠缓释片等药物。治疗后 C 反应蛋白正常，类风湿因子 235.5 IU／mL，血沉 48mm／h。2008 年 11 月起，持续服用我院南蛇藤治疗，关节疼痛缓解。近 2 个月患者自觉眼睛干燥不适加重，并影响视力；近 2 周内因鼻腔干燥 2 次鼻衄。为求中医药治疗收入我科。入院症见：双手掌小关节及腕微肿痛及晨僵，眼睛干涩充血，双侧嘴角溃疡，视物不清，微咳嗽有痰，色白易咯，无恶寒无发热，纳差，眠可，二日未大便，小便可。舌淡暗少苔、根部微薄黄苔，脉沉细。此为"燥痹"，辨证为肝肾阴虚，治以补益肝肾，益气养阴。给予杞菊地黄汤加减：枸杞子 15g，菊花 15g，山药 20g，山茱萸 15g，熟地黄 15g，茯苓 15g，五指毛桃 30g，沙参 15g，麦冬 15g，火麻仁 10g，茺蔚子 15g，天花粉 10g，女贞子 15g，紫苏梗 15g。水煎服，日 1 剂。服用 10 天后，患者自觉双腕、双手关节疼痛减轻，口干无口苦、喉干、鼻腔干燥缓解。复查类风湿因子 166IU／mL、血沉 56mm／h。摘自：陈纪藩教授治疗干燥综合征的经验，《国际中医中药杂志》2013 年第 12 期

# 治诸胜复

**【原文】**《素问·至真要大论》："治诸胜复，寒者热之，热者寒之，温者清之，清者温之，散者收之，抑者散之，燥者润之，急者缓之，坚者软之，脆者坚之，衰者补之，强者泻之，各安其气，必清必静，则病气衰去，归其所宗，此治之大体也。"

**【释义】**天地之气，内淫而病。上淫于下，所胜平之，外淫于内，所胜治之。"谨察阴阳所在而调之，以平为期，正者正治，反者反治。"五运六气的胜复治疗法则，基于亢害承制理论，通过药食对应的性味功能，恢复人体正气阴阳平秘。

**【临床应用】**

1.六气淫胜病治。（1）"诸气在泉，风淫于内，治以辛凉，佐以苦，以甘缓之，以辛散之。热淫于内，治以咸寒，佐以甘苦，以酸收之，以苦发之。湿淫于内，治以苦热，佐以酸淡，以苦燥之，以淡泄之。火淫于内，治以咸冷，佐以苦辛，以酸收之，以苦发之。燥淫于内，治以苦温，佐以甘辛，以苦下之。寒淫于内，治以甘热，佐以苦辛，以咸泻之，以辛润之，以苦坚之。"（2）"司天之气，风淫所胜，平以辛凉，佐以苦甘，以甘缓之，以酸泻之。热淫所胜，平以咸寒，佐以苦甘，以酸收之。湿淫所胜，平以苦热，佐以酸辛，以苦燥之，以淡泄之。湿上甚而热，治以苦温，佐以甘辛，以汗为故而止。火淫所胜，平以酸冷，佐以苦甘，以酸收之，以苦发之，以酸复之，热淫同。燥淫所胜，平以苦湿，佐以酸辛，以苦下之。寒淫所胜，平以辛热，佐以甘苦，以咸泻之。"

2. 邪气反胜之治。（1）在泉邪胜："风司于地，清反胜之，治以酸温，佐以苦甘，以辛平之。热司于地，寒反胜之，治以甘热，佐以苦辛，以咸平之。湿司于地，热反胜之，治以苦冷，佐以咸甘，以苦平之。火司于地，寒反胜之，治以甘热，佐以苦辛，以咸平之。燥司于地，热反胜之，治以平寒，佐以苦甘，以酸平之，以和为利。寒司于地，热反胜之，治以咸冷，佐以甘辛，以苦平之。"（2）司天邪胜："风化于天，清反胜之，治以酸温，佐以甘苦。热化于天，寒反胜之，治以甘温，佐以苦酸辛。湿化于天，热反胜之，治以苦寒，佐以苦酸。火化于天，寒反胜之，治以甘热，佐以苦辛。燥火于天，热反胜之，治以辛寒，佐以苦甘。寒化于天，热反胜之，治以咸冷，佐以苦辛。"

3. 六气胜复病治。（1）六气相胜：微者随之，甚者制之。"厥阴之胜，治以甘清，佐以苦辛，以酸泻之。少阴之胜，治以辛寒，佐以苦咸，以甘泻之。太阴之胜，治以咸热，佐以辛甘，以苦泻之。少阳之胜，治以辛寒，佐以甘咸，以甘泻之。阳明之胜，治以酸温，佐以辛甘，以苦泄之。太阳之胜，治以甘热，佐以辛酸，以咸泻之。"（2）六气之复：和者平之，暴者夺之。"厥阴之复，治以酸寒，佐以甘辛，以酸泻之，以甘缓之。少阴之复，治以咸寒，佐以苦辛，以甘泻之，以酸收之，辛苦发之，以咸软之。太阴之复，治以苦热，佐以酸辛，以苦泻之，燥之，泄之。少阳之复，治以咸冷，佐以苦辛，以咸软之，以酸收之，辛苦发之，发不远热，无犯温凉，少阴同法。阳明之复，治以辛温，佐以苦甘，以苦泄之，以苦下之，以酸补之。太阳之复，治以咸热，佐以甘辛，以苦坚之。"

【案例】

1.顾植山医案：吴某，女性，26岁，2014年9月7日首诊。患者以"漏血3月余，久治不愈"来诊，患者诉月事淋漓不尽，漏下不止，量多，血色鲜红，无明显血块，迁经3月未净；另有干咳，大便时溏，小便正常，纳可，睡眠可，舌淡苔白微腻，脉象偏濡。甲午之岁，君火司天，时入中秋，湿土加临，予健脾固土、降气摄血为治。正阳汤出入。处方：炒白薇6g，润玄参15g，大川芎10g，炙桑皮20g，全当归10g，炒杭芍15g，陈旋覆花（包）10g，炙甘草10g，炒白术30g，山萸肉15g，茜草炭10g，乌贼骨30g，煅龙牡（先煎）各15g，炮姜炭10g，7剂，水煎服。二诊（2014年9月21日）：患者服上药5剂，漏血即止，甚喜。腻苔已退，惟仍偶有干咳，大便仍偏溏。漏血虽止，余烬未灭，防其反复，守方续进。7剂。三诊（2014年10月4日）：诸症悉愈，脉舌正常。拟予秋膏调理善后。陶国水按：经血非时而下，或暴下如注，或量少淋漓不尽，谓之"崩漏"。暴下如注，谓之崩中；淋漓不尽，病属漏下。习以"塞流、澄源、复旧"三大原则。患者漏血日久，前医按常规治则，未能收效。2014年运气特点为少阴君火司天，易出现出血症。缪问注正阳汤谓："当归味苦温，可升可降，止诸血之妄行，除咳定痛，以补少阴之阴；川芎味辛气温，主一切血……"顾植山及龙砂医学流派传承工作室诸弟子运用正阳汤治疗血证屡获良效；山东省临沂市人民医院儿科刘宇主任根据今年运气致病易发出血的病机特点，运用正阳汤防治手术后出血亦取得预期效果。顾植山在《从五运六气看埃博拉》)《中国中医药报》2014 年 8 月 13 日）一文中，推荐用正阳汤治疗埃博拉出血热的出血症状，有其临床实践基础。摘自：顾植山甲午年用正阳汤经验，《中国中医药报》2014 年 11 月 5 日第 4190 期

2. 江汝浩医案：治程秋山，夏末，因腹内有滞气，医用硝黄之类下之，遂成胀满之症。江诊其脉，右关举按弦缓无力，余脉弦缓，按之大而无力。经曰：诸弦为饮，为劳，为怒。又曰：缓而无力为气虚。又曰：大而无力为血虚。又曰：胀满者，浮大则吉。据脉论症，则知弦为木，缓为土，木来侵土，热胀无疑也。且此时太阴湿土主令，少阳相火加临，湿热太盛，疾渐加剧，急宜戒怒，却厚味，断妄想，待至五气阳明燥金主令，客气燥金加临，疾渐减，可治。须大补脾土，兼滋肺金，更宜补中行湿。以薏苡 9g，白术、莲肉各 6g，人参、茯苓、山药各 3g，赤豆 1.5g。水煎热服 1 服，是夜能转动，次遭即视见脐。2 服胀消大半。摘自：《名医类案·痞满》

3. 徐洄溪医案：雍正十年，昆山瘟疫大行，因上年海啸，近海流民数万皆死于昆，埋之城下。至夏暑蒸尸气，触之成病，死者数千人。汪翁禾成亦染此症，身热神昏，闷乱烦躁，脉数无定。余以清凉芳烈，如鲜菖蒲、泽兰叶、薄荷、青蒿、芦根、茅根等药，兼用辟邪解毒丸散进之，渐知人事。因自述其昏晕时所历之境，虽言之凿凿，终虚妄不足载也。

余始至昆时，惧应酬，不令人知，会翁已愈，余将归矣，不妨施济。语出而求治者二十七家，检其所服，皆香燥升提之药，与证相反，余仍用前法疗之，归后有叶生为记姓氏，愈者二十四，死者止三人，又皆为他医所误者，因知死者皆枉。凡治病不可不知运气之转移，去岁因水湿得病，湿甚之极，必兼燥化。《内经》言之甚明。况因证用药，变化随机，岂可执定往年所治祛风逐湿之方，而以治瘟邪燥火之证耶？摘自：《宋元明清名医类案·瘟疫》

# 杂合以治

【原文】《素问·异法方宜论》："故圣人杂合以治，各得其所宜，故治所以异而病皆愈者，得病之情，知治之大体也。"

【释义】在这种整体治疗理念下，根据患者不同情况，疾病的不同程度及发展阶段，选取最适合患者的多种治疗方法进行治疗。

【临床应用】

1. "杂合以治"包括综合应用内服、外敷、针灸、点穴等各种治疗方法以及各种器械，也包括综合应用针对病机因素补虚、泻实、温寒、清热等的各种治疗药物以及各种剂型。与病情相符合，就能取得良好的临床疗效。

2. "杂合以治"并不是将所有治疗方法用得越多越好，也要考虑医疗经济问题。《素问·异法方宜论》曰："圣人杂合以治，各得其所宜……得病之情，知治之大体也。"《类经·论治论》释义："杂合五方之治，而随机应变，则各得其宜矣。"

3. "杂合以治，各得所宜"思想可以推广到养生领域。

【案例】

1. 侯献兵、赵辉、刘英莉医案：患者，女，36岁，于2011年1月16日就诊。主诉：引产术后2个月，失眠心烦

1月余。病史：患者自引产术后失眠、多梦，每晚睡眠不足3h，善太息，纳呆，自感头部晕沉，恶寒，四肢冰冷。平素月经延期，经色暗有块。有慢性咽炎病史，双侧乳腺增生。刻诊：面色㿠白，表情痛苦，精神倦怠，时有不自主清嗓子动作，自述喉中异物感，咽之不下吐之不出，胃脘胀满，纳呆，心烦不宁，失眠多梦，大便时溏时干，舌红、苔白腻，脉沉短弦滑，尺部重按无力。填写《中医体质分类与判定表》，气郁体质得分75.00分，阳虚体质得分42.86分，余得分均在正常范围内。辨体：气郁体质兼杂阳虚体质。辨证：肝郁气滞，脾胃阳虚。治则：疏肝解郁佐温补脾胃。治疗：采用普通针刺、刺络拔罐及多功能艾灸仪治疗，并嘱其清淡规律饮食，按时起居，适当运动。次日复诊，自述睡眠有所好转，睡眠5h有余，头部亦感清爽，腹部有微微温热感。2个疗程后，气郁体质得分39.29分，余得分均正常，平均睡眠延长至7h，咽喉部尚有轻微异物感，食欲大增。6个疗程后，体质得分均至正常，诸症皆愈。复检乳房彩超示增生全部消失。3个月后随诊未有反复。摘自：杂合以治在中医体质调治中的应用，《中医杂志》2013年第17期

2. 秦伯未医案：李某某，男，60岁。主诉：素质薄弱，痼疾高血压，经常失眠，精神容易紧张。近感冒发热5日，曾在某医院用解热剂及青霉素治疗，热势盛衰不定（37.8℃～39℃），汗多不清。特别表现在热势上升无一定时间，一天有数次发作，热升时先有形寒，热降时大汗恶风。伴见头痛，咳痰不爽作恶，食呆口苦，口干不欲饮，便秘，小溲短赤。诊查：脉象弦紧而数，舌苔厚腻中黄。辨证：病由风邪引起，但肠胃湿热亦重。治法：依据寒热往来、

食呆口苦、便秘溲赤等症状，当从少阳、阳明治疗。处方：柴胡 4.5g，前胡 6g，黄芩 4.5g，半夏 6g，青蒿 4.5g，菊花 4.5g，杏仁 9g，桔梗 3g，枳壳 4.5g，赤苓 9g。二诊：1 剂后热不上升，2 剂退清。但仍汗出量多，因怕风蒙被而睡。考虑外邪虽解，肠胃症状未除，且年老体弱，汗出不止，体力难以支持。改拟桂枝加附子汤法治之。处方：桂枝 3g，白芍 9g，熟附片 9g，生黄芪 4.5g，半夏 6g，茯苓 9g，陈皮 5g，炙甘草 2g。三诊：服药 1 剂，汗出即少，2 剂后亦不恶风，继予芳化痰湿而愈。摘自：《秦伯未医案·湿热兼感案》

# 标本逆从

**【原文】**《素问·标本病传论》："凡刺之方，必别阴阳，前后相应，逆从得施，标本相移。故曰：有其在标而求之于标，有其在本而求之于本，有其在本而求之于标，有其在标而求之于本。故治有取标而得者，有取本而得者，有逆取而得者，有从取而得者。故知逆与从，正行无问，知标本者，万举万当，不知标本，是谓妄行。夫阴阳、逆从、标本之为道也，小而大，言一而知百病之害。少而多，浅而博，可以言一而知百也。以浅而知深，察近而知远，言标与本，易而勿及。治反为逆，治得为从。先病而后逆者治其本，先逆而后病者治其本。先寒而后生病者治其本，先病而后生寒者治其本。先热而后生病者治其本，先热而后生中满者治其标。先病而后泄者治其本，先泄而后生他病者治其本。必且调之，乃治其他病。先病而后生中满者治其标，先中满而后烦心者治其本。人有客气，有同气。小大不利治其标，小大利治其本。病发而有余，本而标之，先治其本，后治其标；病发而不足，标而本之，先治其标，后治其本。谨察间甚，以意调之，间者并行，甚者独行。先小大不利而后生病者治其本。"

**【释义】**《内经》由此明确指出，病情有间甚之殊，标本有缓急之变，认识病证首要区分标与本，作为临证施治先后的依据。在疾病诊治动态观基础上，《内经》提出标本治则，在具体运用中，则有从本治，有从标治，有从标本先后、标本缓急的标本兼治等等运用，而"间者并行，甚者独行"则是《内经》标本治则运用的一个重要依据。

【临床应用】

1. 以经脉言，十二经的"本"在四肢部，"标"则在头面和躯干部。以六气言，"标"为少阳、阳明、太阳、厥阴、少阴、太阴。"本"为风、热、火、湿、燥、寒六气；在本之下，标之上，与标互为表里之气的就是中气。以疾病言，病之先受者为本，病之后受者为标，如此等等。临床常规治疗法则，急则治其标，缓则治其本。

2. 病证轻浅者，标本兼治。病证急重者，根据具体情况加以权衡，标本单独施治，或治本，或治标，以求治之精专，增强疗效。

3. 从临证实际情况来看，疾病性质单一，如纯阴纯阳、纯虚纯实、纯寒纯热者少，而疾病性质复杂，如虚实夹杂、寒热错杂、表里相兼、新旧同病者多，所以在病势不甚危急的情况下，标本兼顾为常用之法。

4. 标本兼顾还应根据疾病具体情况而有所侧重，或治本顾标，或治标顾本。

【案例】

1. 方药中医案：某腹部手术后者，高热不退，呕血、便血，咳嗽，胸闷，经胸部 X 线检查示两侧肺炎，经多种抗生素治疗无效。症见：发热恶寒，无汗，咳嗽，吐黄痰，心烦口渴，但不引饮，时有呕逆、吐血，便血日六七行，不思饮食，精神疲惫，身体消瘦，气短息微，说话无声，面部浮肿，萎黄无华，舌质淡，苔黄腻，脉数而濡软。治法：益气清解，标本同治。方药：参苏饮合麻杏石甘汤加减。生晒白人参9g（另煎兑入），苏叶10g（后下），桔梗6g，生麻黄6g，生藕节20g，白及9g，茯苓15g，川黄连6g，生白术9g，荆芥9g。2剂。另：西黄丸每日12g，分4次随汤药服；西洋参每日6g，煎水频服。次日，大便次多，便血亦多，用芡实、赤石脂、禹余粮、藿香等，另煎兑入前方同服。二日后复诊，病情减轻，精神好转，能喝些稀米汤，嘱前方加减再进，调治3个多月痊愈。摘自：《方剂心得十讲》

2. 王洪图医案：段某，女，50岁。头晕痛，干呕吐涎沫，口干唇裂，时冷时热，阵阵汗出，悲伤欲哭，病已2年。月经已闭止年余。舌苔薄白略腻，右脉缓，左脉濡。证属脾肾不足，肝胆痰热内扰，本虚标实之候。治标为先，兼以固本。治以蒿芩清胆汤加减。方药：青蒿10g，黄芩12g，竹茹8g，滑石10g，炒枳壳10g，茯苓12g，荷叶8g，清半夏10g，吴茱萸6g，青黛10g。4剂。再诊，诸症悉减，头晕头痛及阵热汗出已除。前方减滑石、青黛，加淮小麦20g、大枣10枚。4剂后诸症皆除，嘱晨服参苓白术丸，晚服六味地黄丸，以固脾肾。摘自：《王洪图内经临证发挥》

3. 沈依功医案：沈某某，男，65岁。初诊：结肠癌术后，就诊时已行12次化疗，西医嘱按时定期复查，至门诊要求中医调治。当时见乏力纳少、时有恶心，食后脘胀，便不成形，饮食不慎则便多溏薄，口苦时干，心烦急躁，寐差多梦，脉细弦，舌红边有齿痕，苔薄黄。拟调治肝脾为先。方药：焦神曲10g，内金15g，陈皮10g，佛手10g，莱菔子10g，白术 15g，茯苓 30g，补骨脂 10g，黄芩 10g，白芍 10g，竹叶 10g，夏枯草 10g，丹参 30g，茯神 30g，夜交藤 30g，焦麦芽 10g，焦山楂 10g，7 剂，每日 1 剂，嘱饭后服药。二诊：服药一周，胃纳已开，体力渐复，便已成形，寐安梦减，原方去莱菔子、补骨脂、竹叶，加生地 10g，山萸肉 15g，白花蛇舌草 15g，续服 14 剂，每日 1 剂，服法同前。三诊：诸症显减，纳寐正常，体力亦复。复诊见脉细，舌稍红、边有齿痕，苔薄黄。治拟扶正达邪。方药：山萸肉 15g，黄精 30g，灵芝 20g，生地 10g，仙鹤草 30g，黄芩 10g，佛手 10g，丹参 30g，女贞子 15g，白英 30g，龙葵 30g，生芪 15g，陈皮 10g，白花蛇舌草 30g。再进 14 剂，每日 1 剂，服法同前。嗣后依据三诊方药随症适当加减，患者坚持服药 5 年后停用中药治疗。随访至今，诸症皆未反复，自觉良好。西医定期复查，一切正常。摘自：《中国医学人文》2016 年第 10 期

# 君臣佐使

【原文】《素问·至真要大论》："主病之谓君，佐君之谓臣，应臣之谓使，非上中下三品之谓也。"

【释义】东汉王符把治国治身等同："夫人治国，固治身之象。疾者，身之病；乱者，国之病。身之病待医而愈，国之乱待贤而治。夫治世不得真贤，臂犹治疾不得良医也。"君臣佐使是制方原则之一。君是指方中治疗主症，起主要治疗作用的药物，按照需要可用一味或几味药。臣是协助主药或加强主药功效的药物。佐是协助主药治疗兼症或抑制主药的毒性的药物。使是引导各药直达病变部位或调和各药的药物。

【临床应用】

1. 吴仪洛说："主病者，对症之要药也，故谓之君。君者味数少而分量重，赖之以为主也。佐君以为臣，味数稍多，分量稍轻，所以匡君之不逮也。应臣者谓之使，数可出入，而分量更轻，所以备通行向导之使也。此则君臣佐使之义也。"杨影庐曰："君谓主，臣为辅，佐为助，使为用。"又曰："凡必寒必热必散必收，丝毫不假借者，君之主也。而不宣不明不授不行，君命而行者，臣之辅也；能授能令能合能分，无在而不可者，佐之助也；或劫或开或击或散，勇于用事者，则使之用也。"

2.君臣佐使药物选择原则,《中国医籍考·方论》指出:"择其相须相使,制其相畏相恶,去其相反相杀。"

3.一般而言,君臣佐使制方原则有广泛的实用性。但是,有时也可以缺少其中的某一个或者几个组成部分,乃至于君药。如《研经言》谓:"古经方必有主药,无之者,小青龙汤是也。"小青龙汤治外寒内饮,其散外寒者,有麻黄、桂枝,其化内饮者,有姜、辛、夏、味,芍药、甘草和营调中;小续命汤治中风,针对六经形证而设,药味涉及六经;丹溪越鞠丸,统治六郁;《千金要方》白薇丸治月水不利无子;《圣济总录》治一切中风瘫痪痿痹痰厥之大活络丸等,亦难以君臣佐使释其方义。但是其组方合理,临证用之有效,故又不可以杂乱视之。

4.针灸处方用穴上,其理亦然。在针灸处方的选穴配穴时,在辨证论治的基础上,注重腧穴配伍的君臣佐使,一般地说,君穴与臣穴构成了处方的主穴,而佐穴与使穴也就是处方中的随证加减或者称之为配穴。当然在中国古代针灸处方中,含有腧穴君臣佐使的完整处方,还不是太多,多数都是以君穴、臣穴即主穴为主,而佐穴、使穴或无或合二为一。

【案例】

1.李东垣医案:诸疮痛甚,苦寒为君,黄芩、黄连;佐以甘草,详上下用根梢及引经药。十二经皆用连翘;知母、生地黄酒洗为用;参、芪、甘草、当归,泻心火,助元气,止痛;解结,用连翘、当归、藁本;活血祛血,用苏木、红花、牡丹皮;脉沉病在里,宜加大黄利之;脉浮为表,宜行经,芩、连、当归、人参、木香、槟榔、黄柏、泽泻;自腰以上至头者,加枳壳引至疮所；加鼠粘子，出毒消肿；加肉桂，入心引血化脓；坚不溃者，加王瓜根、黄药子、三棱、莪术、昆布。身有疮，须用黄芩、防风、羌活、桔梗；上截黄连；下体黄柏、知母、防风，用酒水各半煎。引药入疮，用皂角针。下部痔漏，苍术、防风为君，甘草、芍药佐之，详证加减。妇人胎前有病，以黄芩、白术安胎，然后用治病药；发热及肌热者，芩、连、参、芪。腹痛者，白芍、甘草。摘自：《本草纲目·李东垣随证用药凡例》

2. 严西亭、施澹宁、洪缉庵医案：集有关奇经的用药。督脉用药附子、苍耳子、细辛、羊脊骨、鹿角霜、鹿角胶、藁本、杞子、肉桂、鹿衔草、黄芪。任脉、冲脉用药龟板、王不留行、巴戟天、香附、川芎、鳖甲、木香、当归、白术、槟榔、苍术、吴茱萸、杞子、丹参、甘草、鹿衔草。带脉用药当归、白芍、川断、龙骨、艾叶、升麻、五味。阴阳跷脉用药肉桂、防己、穿山甲、虎骨。阳维用药桂枝、白芍、黄芪。阴维用药当归、川芎。摘自：《得配本草·奇经药考》

3. 毛进军医案：刘某，女，29岁，3年来难以入睡，有时甚至彻夜不眠，多梦伴口苦、心烦、善太息、胸闷嗳气，情志不舒加重，间断口舌生疮，舌质红，苔薄黄，脉数。多处求治未见好转。辨证心经火旺，心神失养。治以清心泻火，养心安神。处方：蝉蜕（后下）30g，柴胡9g，黄芩12g，黄连6g，竹叶15g，生地9g，生甘草6g。先后共服10余剂，症状消失，随诊半年未见复发。摘自：重用蝉蜕治不寐及痤疮医案，《中国中医药报》2010-3-26

# 七方

【原文】《素问·至真要大论》："君一臣二，制之小也。君一臣三佐五，制之中也。君一臣三佐九，制之大也。""君一臣二，奇之制也。君二臣四，偶之制也。君二臣三，奇之制也。君二臣六，偶之制也。""补上治上制以缓，补下治下制以急，急则气味厚，缓则气味薄。""近而奇偶，制小其服；远而奇偶，制大其服。大则数少，小则数多，多则九之，少则二之。奇之不去则偶之，是谓重方。"

【释义】根据病邪的微甚、病位的表里、病势的轻重、体质的强弱以及治疗的需要，概括地说明制方的方法，并不是为了方剂分类而设。至金成无己在《伤寒明理论》中说："制方之用，大、小、缓、急、奇、偶、复七方是也"，才明确提出"七方"的名称，并将《内经》的"重"改为"复"，于是后人引申"七方"为最早的方剂分类法。

【临床应用】

1.七方药物选择有疾病治疗原则的规定，有本草性味功效及配伍七情的要求，也有经验的成分，但并不是简单地凑合药物。

2.在针灸临床，对于处方取穴和施术，也有重要的指导意义。

**【案例】**

1. 李用粹医案：周浦顾公鼎，暮夜遭劫，左半身自头至足计伤三十七刀，流血几干，筋骨断折，百日以来，浓血淋沥，肉腐皮黑，痛苦不堪，不能转侧。专科俱用滋阴养血止痛生肌，反凝滞胃门，妨碍贲门，致饮食厌恶，疮口开张，乞予救疗。左寸关部位刀伤沥沥，脓水进流，大都虚微不堪寻按耳。盖虚为阴伤，微为阳弱，阴阳失职，荣卫空虚，气血衰残，肌肉溃烂。《灵枢》云：卫气者，所以温分肉而充皮毛，肥腠理而司开阖。故疮口不收，皆由卫气散失不能收敛耳。即有流脓宿血，内藏其穴，能使阳和生动，火气周流，自然脓收疮敛，长肉生肌，旬月之间可许步履如初。观者咸骇予言为迂，为此危重，不过苟延时日，安得无恙。如果回春，则先生非李乃吕先生也。遂力担承，用养营汤大剂服20帖，疮口尽敛，饮食亦进，至百帖即能起坐。复用药酒及还少丹出入加减，四五月后可以倚杖行步，越明年便能却杖，迄今荣壮胜常，此亦偶然不可多得。

摘自：《三三医书·旧德堂医案》

2. 程杏轩医案：莱佣某，初患腹胀，二便不利，予用胃苓之属稍效；渠欲求速功，更医目为脏寒生满病，猛进桂、附、姜、萸，胀甚，腹如抱瓮，脐突，口干，溲滴如墨，揣无生理。其兄同来，代为恳治，予谓某曰：尔病由湿热内蕴，致成单胀，复被狠药吃坏，似非草木可疗，吾有妙药，汝勿嫌秽可乎？某泣曰：我今只图愈疾，焉敢嫌秽！令取干鸡矢1升，炒研为末，分作数次，每次加大黄3g，五更清酒煎服，有效再商。某归依法制就，初服肠鸣便泻数行，腹胀稍舒，再服腹软胀宽；又服数日，十愈六七，更用理脾末药而瘳。众以为奇，不知此本《内经》方法，何奇之有？予治此证，每用此法，效者颇多。视禹功、神佑诸方，其功相去远矣。摘自：《杏轩医案·少腹胀》

3. 黄煌医案：郁某，男，59 岁。初诊日期：2010 年 1 月 16 日。体貌：形体中等，肤色暗黄少华，神情忧愁、紧张。现病史：患者于 2009 年 12 月 28 日确诊为肝硬化、原发性肝癌（Ⅲ期），其后行介入化疗，于 2010 年 1 月 6 日出院。住院期间出现发热、AFP 及肝功能检测较正常参考值明显增高（具体不详），体重由 90kg 下降至 70kg。刻下症见：体力下降明显，下肢沉重如灌铅，夜寐欠安，大便溏，舌嫩红，脉软、时来一止。予薯蓣丸汤剂加减。处方：怀山药 30g，生晒参 10g，白术 10g，茯苓 10g，生甘草 5g，当归 10g，白芍药 10g，川芎 5g，生地黄 10g，肉桂 10g，麦冬 20g，阿胶 10g，柴胡 10g，防风 10g，杏仁 10g，桔梗 5g，六神曲 10g，大豆黄卷 10g，干姜 10g，大枣 30g。每日 1 剂，水煎，早晚分服。二诊（3 月 20 日）：体重渐增至 74.8kg，体力及精神好转，寐安，大便成形，舌嫩红、苔少。3 月 5 日再次行介入治疗，总体状况良好。守方续服。复诊 1（2011 年 1 月 2 日）：原方加减服用已近 1 年，患者体力及精神可，体重增加至 80kg，复查肿瘤指标及肝功能各项指标均正常。嘱原方续服。复诊 2（9 月 4 日）：病情稳定，体力及精神状态良好。予原方加炙鳖甲 15g。每剂服 2 天，停服 1 天。摘自：黄煌经方内科医案——薯蓣丸调治恶性肿瘤案 2 则，《上海中医药杂志》2012 年第 5 期

# 正治

【原文】《素问·至真要大论》："寒者热之，热者寒之，微者逆之，甚者从之，坚者削之，客者除之，劳者温之，结者散之，留者攻之，燥者濡之，急者缓之，散者收之，损者温之，逸者行之，惊者平之，上之下之，摩之浴之，薄之劫之，开之发之，适事为故。"

【释义】正治即针对疾病的性质、病机，从正面治疗的一般常规治疗方法。

【临床应用】

1.适用于疾病的征象和本质相一致的病症。

2.反治通常指一些复杂、严重的疾病所表现出的假象而言，其实质还是正治。

3.病有标本缓急,治有先后。如标本并重,则应标本同治。

【案例】

1.刘俊士医案：林某，女，50岁，1985年7月13日来诊。左半身麻木已1年，左半身汗少，平时好叹息，气短，两便尚可，纳可，两脉细软无力，舌质稍红，但无苔。证属气血两虚，薯蓣丸加减。山药30g，当归15g，桂枝9g，熟地15g，甘草9g，大豆卷9g，党参9g，川芎9g，白芍12g，麦冬12g，大腹皮9g，桔梗6g，阿胶珠15g，防风9g，9剂。1985年7月24日，服上方无效，上原方加豨莶草 30g，6 剂。1985 年 11 月 13 日，因他病来诊，谓服上方 15 剂后病已愈，左半身已不麻。摘自：《古妙方验案精选·半身麻木》

2. 蒲辅周医案：林某某，男，52 岁。心前区绞痛频发，2 次住院，心电图不正常，确诊为冠心病。睡眠不好，只能睡 3～4 小时，梦多心烦，醒后反觉疲劳，头痛，心悸，气短，不能久视，稍劳则胸闷，隐痛，脉沉迟，舌边缘燥，中有裂纹。由操劳过度，脑力过伤，肝肾渐衰，心肝失调，治宜调理心肝：酸枣仁 15g，茯神 9g，川芎 4.5g，知母 4.5g，炙甘草 3g，天麻 9g，桑寄生 9g，菊花 3g。5 剂药后睡眠好转，头痛减，脉微弦，右盛于左，舌同前。原方加淡苁蓉 12g，枸杞子 9g。再诊，睡眠好，心脏亦稳定，未犯心绞痛。脉两寸和缓，两关有力，两尺弱，舌正无苔。原方去知母、天麻、桑寄生，加黄精 12g，山萸肉 6g，山药 9g，5 剂。桑椹膏每晚服 15g。并制丸药，滋养肝肾，强心补脑，以兹巩固。丸剂：人参、白术、菊花、茯苓、茯神、麦冬、广陈皮各 9g，枸杞子、山药、山萸肉、苁蓉各 15g，川芎、远志各 6g，生地、黄精各 30g。共研为细末，炼蜜为丸，每重 9g，早晚各服 1 丸，温开水送服。摘自：《蒲辅周医疗经验·胸痹》

# 有毒无毒

【原文】《素问·五常政大论》："病有久新，方有大小，有毒无毒，固宜常制矣。大毒治病，十去其六；常毒治病，十去其七；小毒治病，十去其八；无毒治病，十去其九。谷肉果菜，食养尽之，无使过之，伤其正也。不尽，行复如法。必先岁气，无伐天和，无盛盛，无虚虚，而遗人天殃，无致邪，无失正，绝人长命。"

【释义】本文"毒药"指有毒性的药物；《素问·异法方宜论》中所说的"毒药"即是泛指治病的药物；《灵枢·论痛》中的"毒药"也指的是内服药物，由于其或多或少有性味所偏的毒性作用，故泛称毒药。使用药物祛邪之法，用之得当方能除病，用之不当反而戕害正气。因此，必须权衡所感病邪之轻重、深浅，并根据药性的峻猛程度，亦即大毒、常毒、小毒、无毒之分，决定方药的轻重、大小。攻邪不可过剂，应留有余地。药物只是在病邪炽盛时用以顿挫其势的一种手段，一旦病邪已衰，即当停止用药。特别是作用猛烈的药物，使用时更宜恰到好处，以除病而不伤正为度。在用药物攻邪的同时，还应结合食疗，随五脏所宜而进食谷肉果菜等食品，以扶助正气，尽其余病。这样，就能最大限度地保存正气，消除病邪，收到良好的疗效。

【临床应用】

1. 在辨证准确的前提下，在确定使用中药在处方中的剂量时，要因时、因地、因人，三因制宜。并且根据药物的大毒、常毒、小毒、无毒之分，决定方药的轻重、大小。

2. 中药本身就存在用量大小不一样功效就不相同的情况。如：柴胡小剂量(6～10g)升阳，中等剂量疏肝(10～15g)，大剂量(15～30g)解表退热；升麻(6～10g)升阳，(10～20g)清胃解毒。又如白术，小剂量(12～20g)健脾燥湿，大剂量(30～60g)健脾通便。

【案例】

1. 邱志济医案：自20世纪80年代初至今用生星夏，治疗因风湿痰瘀阻滞经络，多年肩臂酸痛沉重，屈伸抬举不利案例众多，星夏剂量各60g，且和附子同用，多3～5剂收到诸症消失的奇效（《河北中医》1993年第1期）；治疗颈椎痼疾，屡用生星夏剂量各60g，合麻、桂、芍、草屡收佳效。乃因星夏生品能深入经隧曲道之处，化其顽痰瘀血，使颈椎强直、僵硬等功能障碍迅速消除（《山东中医学院学报》1994年增刊，中国中医药学会学术交流会议文集）；遵"怪病治痰"之说，历年来加生星夏治疗多囊肝、多囊肾、无名肿块，用生半夏60g，生南星10g。舌偏红者反佐生地45g，累计逾百例，均收效满意，给奇症怪病另辟一途；大剂量生半夏治疗胃脘痞满，久治不愈案例亦逾百例，生旱半夏剂量用45～60g，虚者合党参同用，均5～10剂诸症消失，见效之速可谓恰到好处。临床体会，奇症怪病，沉苛痼疾，如剂量小药力薄，乃杯水车薪之治，故重者当重也。摘自：邱志济用生星夏治疗杂病的经验谈，《求医问药》2008-5-10.

2.王孟英医案：赵听樵室,高若舟之妹也,去冬偶患脘痛。黄某治之,渐增头痛眩晕,气逆呕吐,痰多不寐,便溏不食,经事不行。始疑其虚,三月后,又疑为娠,诸药遍试,病日以进。若舟延孟英脉之,左弦而数,右滑以驶。曰：病药耳,旬日可瘳。赵疑大病小视,不服其方。越半月,病者颈软头难举。医谓天柱已倒,势无望矣。若舟闻之,复恳援于孟英。疏方仍是前诊之法。赵问：此病诸医束手,大剂补药尚无寸效。而君两次用药,皆极清淡,虽分量颇重,亦焉能有济乎？孟英曰：子何愚耶？药惟对证,乃克愈病。病未去而补之,是助桀也；病日加而补益峻,是速其死也。原彼初意,非欲以药杀人。总缘医理未明,世故先熟,不须辨证,补可媚人,病家虽死不怨,医者至老无闻。一唱百和,熟能挽此颓风？令阃体质虽丰,而阴虚有素,是以木少水涵,肝阳偏盛,上侮于胃,则为脘痛。斯时若投以酸苦泄肝,甘凉养胃,数日而愈矣。乃温补妄施,油添火上,肺津胃液,灼烁无余,怒木直升,枢机窒塞,水饮入胃,凝结为痰。虽见证多端,皆气失下降,岂可指眠食废以为痨,月汛爽而为娠耶？予以大剂轻淡之品,肃清气道。俾一身治节之令、肝胆逆升之火、胃腑逗留之浊、枢机郁遏之热、水饮凝滞之痰,咸得下趋,自可向愈。不必矫枉过正,而妄以硝黄伤正气,所谓药贵对证,而重病有轻取之法。非敢藐视人命,故将疲药塞责也。赵极感悟。投匕即效,逾旬果安。又一月经至,嗣予滋养,康复如常。越二载又病,复惑于黄某,而孟英之功尽堕,惜哉! 摘自：《王孟英医案·调经》

3.南宗景医案：宋子载之妻年已望五,素病胸隔胀痛,或五六日不得大解,夜睡初醒,则咽燥舌干。医家或以为浮火，或指为肝气，花粉、连翘、玉竹、麦冬、山栀之属，多至三十余剂。沉香、青皮、木香、白芍之属，亦不下十余方。二年以来，迄无小效。去年四月，延余诊治。余诊其脉双弦，曰：此痰饮也。因用细辛、干姜等，以副仲师温药和之之义。宋见方甚为迟疑。曰：前医用清润之品，尚不免咽中干燥，况于温药？余曰：服此当反不渴。宋口应而心疑之。其妻毅然购药，一剂而渴止。惟胸膈胀痛如故，余因《金匮》悬饮内痛者用十枣汤下之，遂书：制甘遂3g，大戟3g，炙芫花3g，用十枣浓煎为汤，去滓令服，如《金匮》法，并开明每服3g。医家郑仰山与之同居，见方力阻，不听，令减半服之，不下，明日延余复诊。知其未下，因令再进3g，日晡始下。胸膈稍宽，然大便干燥，蓄痰未下。因令加芒硝9g，使于明早如法服之。三日后，复延余复诊，知其下甚畅，粪中多痰涎。遂令暂行停药，日饮糜粥以养之。此时病者眠食安适，步履轻捷，不复如从前之蹒跚矣。后一月，宋又延余诊治，且曰：大便常五六日不行，头面手足乳房俱肿。余曰：痰浊既行，空隙之处，卫气不充，而水饮聚之。《金匮》原有发汗利小便之法以通阳气。今因其上膈壅阻特甚，且两乳胀痛，不得更用缓攻之剂，方用：制甘遂3g，大戟末3g，王不留行6g，生大黄9g，芒硝9g。一泻而胀痛俱止。宋因询善后之法，余因书：苍术30g，白术30g，炙甘草15g，生麻黄3g，杏仁9g。令煎汤代茶，汗及小便俱畅。即去麻杏，一剂之后，永不复发云。余按十枣汤一方，医家多畏其猛峻，然余用之屡效，今存此案，非惟表经方之功，亦以启世俗之蔽也。摘自：《中医内科全书·悬饮》

# 反治

【原文】《素问·至真要大论》："有病热者，寒之而热；有病寒者，热之而寒。二者皆在，新病复起，奈何治？岐伯曰：诸寒之而热者取之阴，热之而寒者取之阳，所谓求其属也。"

【释义】从治法即反治法。"从者反治"，故又称从治，指治疗用药的性质、作用趋向顺从疾病表象的治法。"甚者从之"，即反治法适用于病变较重，病情复杂，疾病表象与本质不一致的情况。顺从疾病表象而治，药性与之相同，但与疾病本质则相逆。故曰："其始则同，其终则异。"反治法有热因热用、寒因寒用等。但就疾病的本质而言，两者都是逆疾病本质而治的方法，体现着"必伏其所主，而先其所因"的治病求本法则。

【临床应用】

1. 对"寒之而热者"之虚热证，治宜甘寒、咸寒以滋阴清热，王冰所谓"壮水之主，以制阳光"，治当在肾，以六味丸之类。

2. 但若为虚阳上越浮火上炎，或中气不足而化生阴火，燥热内生之证，虽均具热候。然苦寒不能收功，滋阴亦乏显效，这时前者当引火归元，潜降浮火，后者须甘温运中以除虚热，亦即"诸寒之而热者取之阳"，属理虚之变法。

3. 对"热之而寒者"之虚寒证，则宜温阳散寒，王冰所谓"益火之源，以消阴翳"，用人参、干姜、肉桂、附子、八味丸之属。

4. 但火极似水，阴阳相拒；或纯用辛热，阳气未复而邪火已生；或阴寒过盛，服辛热之品而不受者，当求之于阴，须以益阴之辈佐之，如通脉四逆加猪胆汁汤、白通加人尿猪胆汁汤，即"诸热之而寒者取之阴也"，属理虚之变法。

【案例】

1. 李中梓医案：鲁藩某病寒，时方盛暑，寝门重闭，床施毡帷悬貂帐，身覆貂被三重，而犹呼冷。李（中梓）往诊之，曰："此伏热也，古有冷水灌顶法，今姑通变用之。"乃以石膏 1.5kg，浓煎作 3 次服。一服去貂被，再服去貂帐，服 3 次，而尽去外围，体蒸蒸流汗，遂呼进粥，病若失矣。摘自：毛祥麟《对山书屋墨馀录·对山医话》

2. 李中梓医案：休宁吴文哉，伤寒，烦躁，面赤，昏乱闷绝，时索冷水。手扬足掷，难以候脉，五六人制之，方得就诊，洪大无伦，按之如丝。余曰：浮大沉小，阴证似阳也，与附子理中汤，当有生理。曰休骇曰：医者十辈至，不曰柴胡承气，则曰竹叶石膏，今反与热剂，乌乎敢？余曰：温剂犹生，凉剂立毙矣。曰休卜之吉，遂用理中汤加人参 12g，附子 6g，煎成入井水冷与饮。甫及一时，狂躁定矣。再剂而神爽，服参至 5kg 而安。摘自：《医宗必读·伤寒》

3. 余景和医案：丹阳贡赞溪，在琴开豆腐店。始以温邪，有王姓医专以牛蒡、豆豉、柴胡、青蒿等，已服十余剂，阴液已尽，阳气欲脱，狂躁咬人，神识昏愦，痉厥皆至，舌黑而缩，牙紧不开，病已阴绝阳亡。余即进以复脉法，去姜、桂，加鸡蛋黄大剂灌之。不料明晨反目瞪口张，面青肉僵，脉沉而汗出如珠，四肢厥冷。余曰：阴回战汗，阳不能支，欲脱矣。不必诊脉，先炊炉燃炭，急以桂枝龙骨牡蛎救逆法大剂：别直参9g，白芍9g，甘草3g，龙骨12g，牡蛎30g，淮小麦30g，红枣9g，茯神6g，煎之。先灌以粥汤，含不能咽，即将药煎沸灌之，稍能咽，缓缓尽剂。不料至晡汗收而遍体灼热，狂躁昏厥，舌黑津枯。余曰：阳回则阴液又不能支矣。仍进复脉去姜、桂法，生地30g，阿胶9g，麦冬15g，白芍9g，炙草3g，麻仁12g，鸡蛋黄2枚。服后至明晨，依然汗冷肢厥脉伏，目瞪口张不言语。余曰：阴回则阳气又欲脱矣。仍服前方桂枝救逆汤。至晡依然舌黑短缩，脉数灼热，仍用复脉去姜、桂法。如是者三日，症势方定。此症阴脱救阴，阳脱救阳，服药早温暮凉。若护阴和阳并用，亦属难救，故不得不分治也。后服甘凉养胃20余剂而愈。治此症余挖尽心思。余素性刚拙，遇危险之症，断不敢以平淡之方，邀功避罪，所畏者苍苍耳。

摘自：《诊余集·脱症》

# 首风

【原文】《素问·风论》："首风之状,头面多汗恶风,当先风一日则病甚,头痛不可以出内,至其风日,则病少愈。"

【释义】首风,病名。《素问·风论》指出其病因:"新沐中风,则为首风。"病机为风寒伤卫。新浴之后感受风邪,症见头痛恶风,头面多汗,或眩晕,或偏头痛的病证。风寒伤卫,荣卫不和,故多汗恶风;风寒客络,络脉挛急,故头痛眩晕。以头为诸阳之会,人之阳气应天之风气,当先风一日则病甚者,张志聪释义为"风将发而气先病";至其风日则病少愈者,"气随风散"。

【临床应用】

1. 风寒伤卫,偏于风者:治以川芎茶调散(《太平惠民和剂局方》)疏风止痛。方中川芎善治少阳经头痛(头项两侧痛),羌活善治太阳经头痛(后脑、前额痛),白芷善治阳明经头痛(眉棱、额骨痛),均为主药;荆芥、薄荷、防风升散上行,疏散上部风邪;香附行气宽中,兼能疏风(现配方多用细辛,祛风散寒止痛),配合荆、防、薄荷,增强疏风止痛之效;甘草和中益气,调和诸药,使升散不致耗气;用茶清调服,乃取茶叶苦寒之性,既能上清风热,又能监制风药过于温燥升散,使之升中有降。诸药合用，共奏疏风止痛之功。

2. 风寒伤卫，偏于寒者：治以桂枝汤（《伤寒论》）调和荣卫。既用桂枝为君药，解肌发表，散外感风寒，又用芍药为臣，益阴敛营。桂、芍相合，一治卫强，一治营弱，合则调和营卫，是相须为用。生姜辛温，既助桂枝解肌，又能暖胃止呕。大枣甘平，既能益气补中，又能滋脾生津。姜、枣相合，还可以升腾脾胃生发之气而调和营卫，所以并为佐药。炙甘草之用有二：一为佐药，益气和中，合桂枝以解肌，合芍药以益阴；一为使药，调和诸药。

3. 风寒伤卫，风寒化热者：治以芎芷石膏汤（《医宗金鉴》）清热疏风止痛，方中川芎味辛性温，《本草经》载其"主中风入脑头痛，寒痹，筋挛缓急"；白芷《本草经》载其"主风头（头风）侵目泪出"，《名医别录》载其能疗"风痛头眩。"石膏性辛，大寒，味甘，《药性论》云其"治伤寒头痛如裂"。三药合用，辛能止痛，温能散寒，甘寒切热，加用藁本、羌活祛风散寒止痛，菊花疏散风热，祛风明目，主治外感风热，太阳枢机不利之头痛，此为该方使用之常法。

【案例】

1. 余无言医案：儿童九龄，初病头痛，继愈加剧，他无所苦，厂医治之无效。痛之间歇时间更短，发则头不能举，卧床作嗜眠状态，唤之则神识尚清，与昏睡又不同。嗣入医院诊疗，内服注射，四旬而无效。更于头侧开刀，注入药液，不但无效，痛更加剧，改延余诊。详问既往症状，断为头风。投以羚羊清肝汤，一剂知，二剂减，六剂痊愈。羚羊清肝汤方：羚羊角粉 1.8g，生石膏（先煎）60g，粉葛根 9g，粉丹皮 9g，干地黄 12g，明天麻 10g，炒僵蚕 5g，

净蝉衣 5g。至再诊时，减羚羊角为 1.2g，加香白芷 6g，甘菊花 6g。摘自：《余无言医案·头风》

2. 樊正阳医案：吴某某，男，80 岁。2016 年 5 月 7 日初诊。头疼病约 40 年。起病于援藏工作期间，因不服水土，不耐高寒缺氧而患病。归襄阳后，头疼头重，疼痛涉及整个头部，长期有如戴厚帽感。被诊断为血管神经性头痛，中西医长期治疗竟然不愈，长期服止痛西药以及治头疼中成药。近数年来，头疼部位集中在两侧，怕风，即使夏天也不敢脱去帽子，见风头痛甚。看体格壮实，左脉浮取而弦细，重取滑，右脉但滑而实，舌淡苔薄微黄，饮食、二便如常。此风寒之邪留恋在血络不去，郁而化热，当祛风散寒，清热通络为治。化裁川芎茶调散：荆芥 12g，防风 8g，薄荷 6g，黄芩 6g，甘草 6g，川芎 10g，白芷 6g，细辛 3g，全蝎 6g，生姜 4 片，7 剂，1 日 1 剂，水煎温分三服。5 月 18 日二诊。述因患病太久，已失去治疗信心，7 剂药服完后不想再治，但是感觉药服完后，虽然头疼未愈，不服西药止痛药亦可忍受，说明药已生效，故而延迟数日仍然来诊。脉之浮脉已不见，两手六部俱见缓滑。看舌上有苔厚而黄，上方去黄芩之苦燥，加石膏 10g 辛凉发散，甘寒清热，仍与 7 剂。5 月 24 日三诊。述头疼轻微，已经停服所有西药与中成药。上方加味白僵虫 6g，以加重通络之力，再与 7 剂。27 日来电咨询，说药未服完，头已不痛。摘自：《凤翅医案·头风》

3. 杜雨茂医案：杨某某，男，56 岁，农民。1955 年 3 月 10 日门诊：患有肺痨已逾十年，平素咳痰带血，甚则满口吐血，体倦，盗汗，唯食欲尚可。偶于今日伤风，头痛，身困不舒，恶风，时发微热，微自汗出。诊脉浮缓无力，舌淡尖红，苔薄白。细思此证，显系风邪伤表，营卫失和，非桂枝汤不可解，但所虑者，其人素患肺痨，肺阴不足，现每晨起咯痰仍带血丝，恐姜桂有伤阴助热之弊，当予照顾。方为妥善。因此为之处桂枝汤原方，另加川贝母、天冬、紫菀等以滋阴清肺治血痰，且治姜桂之辛温。处方：桂枝4.5g，白芍4.5g，甘草4.5g，紫菀9g，天冬6g，贝母6g，生姜3片，大枣4枚。连服2剂后，表证全解，咳痰带血等症亦有所减轻。

摘自：《伤寒论释疑与经方实验·六经医案选介》

# 酒风

【原文】《素问·病能论》："有病身热解堕，汗出如浴，恶风少气，此为何病？岐伯曰：病名曰酒风。帝曰：治之奈何？岐伯曰：以泽泻、术各十分，麋衔五分，合以三指撮为后饭。"

【释义】酒风，即《素问·风论》所说的漏风病。"漏风之状，或多汗，常不可单衣，食则汗出，甚则身汗，喘息恶风，衣常濡，口干善渴，不能劳事。"主要症状是全身发热，身体倦怠无力，大汗如浴，恶风，少气。这是因为患者素常嗜酒生湿伤脾，湿郁生热所致。湿热伤筋，以致筋脉弛纵，身体懈堕倦怠无力；湿热郁蒸，则汗出如浴，汗多则卫气虚而恶风；热甚火壮，"壮火食气"，故气衰而少气。治疗用泽泻、白术各十分，麋衔五分，三药混合研末每次三指撮，饭前空腹服，温开水送下。后世《圣济总录》命名为泽泻饮，《普济方》名薇衔汤，《张氏医通》名泽术麋衔散。泽泻淡渗，能利水道，清湿热。白术苦温，能燥湿止汗。麋衔又名薇衔、鹿衔，为治风湿病药。本方对湿热内蕴，汗出恶风，筋缓身重体倦，有一定的疗效。本方在服法方面，提出了"为后饭"，这是我国对服药时间的最早记载。

**【临床应用】**

1. 泽泻饮加减适用于湿热内郁证引起的漏风、眩晕、痿病等等。

2. 由于白术、鹿衔草都是药性偏温，归脾肾二经，现在用于治疗阳虚夹湿证。张家礼根据《金匮要略》泽泻汤重泽泻意在升清阳、降浊阴的思路，常用此方加减治疗"冒眩"。

**【案例】**

1. 张石顽医案：治牙行陶震涵子，伤劳咳嗽，失血势如泉涌，服生地汁墨汁不止。门人周子，用热童便2升而止。石顽诊其脉弦大而虚，自汗喘乏，至夜则烦扰不宁，与当归补血汤，四帖而热除。时觉左胁刺痛，按之辘辘有声，此少年喜酒负气，尝与人斗狠所致，与泽术麋衔汤加生藕汁调服，大便即下累累紫黑血块，数日乃尽。后与四乌骨一蘆茹为末，分四服，入黄牝鸡腹中煮唉，留药蜜丸，尽剂而血不复来矣。摘自：《古今医案按·血证门》

2. 朱平东医案：某，女，78岁。平素体胖，时感眩晕乏力，不欲饮食。近5年来，病势有增，到县医院查血流变为高血脂Ⅲ级，高黏稠Ⅲ级。住院治疗半月，头晕依旧，四肢更觉重滞。2002年2月5日到我处就诊，症见：头晕面白，少气懒言，肢麻足重，腹胀纳呆，呕恶泛酸，舌紫黯瘀点、苔白腻厚，脉沉涩无力。诊断为"血瘀湿阻经隧"，拟泽泻饮加味：鹿衔草、鸡血藤、黄芪、茯苓各20g，半夏、天麻、厚朴、泽泻各15g，陈皮、白术各10g，甘草6g，薏苡仁30g，5剂，水煎服，饭后温服。二诊：头晕已去其八，四肢有力，重滞已无，腹有微胀，饮食增加，药已对证，按原方去陈皮、厚朴，加白豆蔻10g，白薇、鸡血藤各20g，5剂。三诊：微有头晕，其他诸症消失，仍按上方加减偏重活血化瘀、扶正等药调理月余，体健无疾，随访2年无复发。

摘自：泽泻饮治疗眩晕3例，《陕西中医》2005年第2期

3.刘渡舟医案：1973年曾治一黄姓妇，32岁。患头痛兼头重，如同铁箍勒于头上，其病一年有余，而治疗无效。切其脉沉缓无力，视其舌体则硕大异常，舌苔则白而且腻。辨证：此证为水饮挟湿，上冒清阳。所谓"因于湿，首如裹"。治法：渗利水湿，健脾化饮。方药：泽泻18g，白术10g，天麻6g。此方共服4剂，一年之病，从此渐渐而愈。

摘自：刘渡舟运用"泽泻汤"治验三则，《北京中医药大学学报》1994年第5期

# 阳明伤寒

【原文】《素问·热论》："伤寒二日，阳明受之，阳明主肉，其脉挟鼻络于目，故身热，目疼而鼻干，不得卧。"

【释义】阳明伤寒，传经而来，阳明主燥，故传经则热。仲景葛根汤治之。

【临床应用】

1.失眠、鼻干燥、眼肿痛等疾病从阳明论治。随经治之，用汗法"通其脏脉"。

2.根据临床症状在经脉循行部位上的表现而确定六经辨证。但是，《素问·热论》论述外感热病仅停留于"邪在经络"的六经热证阶段，而未再深入研究。张仲景不仅继承了《素问·热论》的六经热证理论，还远见地看到了六经热证的发展与转归，并对之进行研究，深入到"邪在脏腑"的阶段，补充了《素问·热论》的不足。

【案例】

1.周宝宽、周探医案：王某，女，25岁。2010年7月28日初诊。主诉：健忘，不寐1年。现病史：近1年因备考而过度劳神，记忆力明显减退，头晕失眠。现症：健忘，丢三落四，晚间难以入睡，睡后多梦，易惊易醒，头晕心悸，咽干，腰酸，舌质红，苔薄白，脉弦细。西医诊断：神经衰弱。中医诊断：健忘。辨证：心肾阴虚。治法：补肾宁心，益智安神。方药：葛根汤合孔圣枕中丹加减。药用：葛根30g，白芍5g，生龙骨20g（先煎），石菖蒲10g，远志10g，炒酸枣仁10g，龙眼肉10g，龟甲15g（先煎），熟地黄10g，麦冬10g，墨旱莲10g，女贞子10g，生甘草5g。水煎服，2次/天。二诊（2010年8月4日）：上方用7剂，睡眠渐好，已不丢三落四。效不更方。三诊（2010年8月18日）：上方又用14剂，记忆力渐增，已能背记外语，头晕止，心悸消，腹稍胀。上方去熟地黄，加木香10g，枳壳10g，继续口服。四诊（2010年9月1日）：上方又用14剂，记忆力明显好于病前，精神爽，身力增。守方又服14剂，诸症悉除。摘自：葛根汤合孔圣枕中丹治疗健忘验案，《中医药临床杂志》2012年第8期

2. 蔡元龙、梁凤云医案：赵某，女，高中学生，1年前曾因头部受凉而出现巅顶头痛，自服解热止痛药后好转。1年来每遇受凉或学习紧张，则出现巅顶头痛，轻时呈沉重不适感，重时呈压榨或刀剜样痛，影响正常学习。1993年9月由其母陪来就诊，诊时见精神正常，对答如流，饮食及二便正常，月经正常，舌淡红苔白，脉细，诊为太阳经伤寒头痛，方用葛根汤加全蝎10g，川芎15g，水煎服。服5剂后痛止停服，1个月后遇考试因紧张又发头痛，照方又服10剂，以后一直未复发。摘自：葛根汤治疗太阳经病的应用体会，《中医学报》2012年第8期

3. 陈芝高医案：王某某，女，40岁，1977年9月中旬患鼻渊，经X线确诊为"右上颌窦炎（急性期）"。症见：鼻塞流浊涕如脓，不闻香臭，咳嗽，头痛，饮食二便

如常，舌白，脉缓。脉证合参，当属风寒郁闭肺窍使然。乃与葛根汤加味：葛根 10g，桂枝 6g，白芍 12g，炙草 6g，生姜 10g，大枣 4 枚，麻黄 3g，桔梗 10g，辛夷 6g，薏苡仁 10g，白芷 6g，党参 30g。服 3 剂后，鼻涕减少，服 10 剂后，鼻涕转为稠白；乃去薏苡仁、辛夷，加川芎 10g，又服 5 剂后，鼻已不流涕，且能闻香臭，但牙齿松浮，舌粗，脉缓。宜去辛燥之味加养血之品，改方如下：葛根 10g，桂枝 5g，白芍 15g，炙草 6g，大枣 4 枚，桔梗 10g，蝉蜕 6g，女贞子 12g，制首乌 15g，当归 12g，党参 30g。服 8 剂后，鼻塞全通，未见流涕，恢复嗅觉。观察 4 年，未见复发。摘自：葛根汤治疗鼻渊，《四川中医》1984 年第 2 期

# 两感于寒

【原文】《素问·热论》："帝曰：其病两感于寒者，其脉应与其病形何如？岐伯曰：两感于寒者，病一日，则巨阳与少阴俱病，则头痛，口干而烦满。二日，则阳明与太阴俱病，则腹满、身热、不欲食、谵言；三日，则少阳与厥阴俱病，则耳聋、囊缩而厥，水浆不入，不知人，六日死。帝曰：五脏已伤，六腑不通，营卫不行，如是之后，三日乃死，何也？岐伯曰：阳明者，十二经脉之长也，其血气盛，故不知人三日，其气乃尽，故死矣。"

【释义】两感于寒者，相互表里的阴阳两经的经脉及所属脏腑内外俱受邪，故一日而至三日，则邪遍阴阳六经，邪气充盛正气不支成为危重证候。既已邪遍六经，内外五脏已伤，故不知人事，六腑不通，水浆不入，而营卫之气已不行矣，又必待三日方死何也。岐伯言阳明胃经，气血俱盛，邪虽遍于内外，阳明气血未尽，至第六日气尽方死也。

【临床应用】

1. 太少两感证，《伤寒论》301条："少阴病，始得之，反发热，脉沉者，麻黄附子细辛汤主之。"302条："少阴病，得之二三日，麻黄附子甘草汤微发汗，以二三日无（里）证，故微发汗也。"

2. 严则庵《伤寒捷诀》说："两感俱作，治有先后。

如表证急者，当先救表。里证急者，当先救里。故易老为制大羌活汤，意谓传经者，皆为阳邪，一于升阳，散热滋养阴藏，则感之浅者，尚或可平也。"

【案例】

1. 张某某，年42岁。肾气素亏，于1929年9月2日返家途中，时值阴雨，感冒风寒而病。初起即身热恶寒，头疼体痛，沉迷嗜卧（即少阴病但欲寐之病情也），兼见渴喜热饮不多，脉沉细而兼紧象。舌苔白滑，质夹青紫，由于肾气素亏，坎阳内弱，无力卫外因表以抵抗客邪，以致寒风乘虚直入少阴，阻塞真阳运行之机，而成是状。以仲景麻辛附子汤，温经解表辅正除邪治之。黑附片36g，麻黄（先点数沸，去沫）10g，北细辛6g，桂尖13g，3日，服上方1剂即汗，身热已退，唯觉头晕咳嗽、神怯。表邪虽解，肺寒尚未肃清，阳气尚虚，以四逆合二陈加细辛、五味子，扶阳温寒主之。黑附片50g，干姜26g，甘草10g，广皮10g，茯苓13g，北细辛4g，五味子2g，1剂尽，咳嗽立止，食量增加，精神恢复。摘自：《吴佩衡医案·太阳少明两感于寒证》

2. 殷建群、蔡英剑医案：患者，女，48岁，1992年12月26日初诊。患者自幼身体瘦弱，少于劳作或每遇天气突变，时感恶寒重，发热轻，肢体酸楚疼痛，项强不舒，尤以冬春两季发作频繁。血常规示红细胞、白细胞偏低。曾屡服中西药物，效果均不明显。今日（冬至后4天）上述症状又复发，形寒恶风，头痛项强，肢体酸楚疼痛，口苦微渴，肌表无汗，舌苔微黄，脉浮紧。辨证：病由体质不强，正气虚弱，卫表不固，稍有不慎，即易感邪。冬至后风寒之邪侵袭肌表，卫阳被遏，腠理内闭，则恶寒、发热、无汗；因感于寒，故恶寒重而发热轻；风寒上犯，清阳不展而头痛项强；风寒外袭体表，脉络失和则肢体酸楚疼痛、脉浮紧。本市地处秦、巴之间，汉水两岸，雾重地湿，人感外邪大多夹湿，湿邪蕴中，郁久化热伤津则口苦微渴，舌苔微黄。遂以九味羌活汤发汗祛湿，兼清里热。药用：羌活 9g，防风 9g，苍术 9g，细辛 3g，川芎 6g，白芷 6g，生地黄 6g，黄芩 6g，甘草 6g。每日 1 剂，水煎服，2 剂。患者服药 1 剂后即肢痛、项强、恶寒得解，2 剂后则汗出痊愈。随访至今，每遇感邪，以该方随症加减，屡屡收效。摘自：九味羌活汤临床应用经验举隅，《中国中医药信息杂志》2009 年第 10 期

# 火淫温气

【原文】《素问·至真要大论》："少阳司天，火淫所胜，则温气流行，金政不平。民病头痛，发热恶寒而疟，热上皮肤痛，色变黄赤，传而为水，身面胕肿，腹满仰息，泄注赤白，疮疡咳唾血，烦心胸中热，甚则鼽衄，病本于肺。天府绝，死不治。"

【释义】少阳司天，年支上有寅、申二字，共十年。其中，壬寅、壬申为木运太过之年，称"太角之年"。戊寅、戊申为火运太过之年，称"太征之年""天符之年"。甲寅、甲申为土运太过之年，称"太宫之年"。庚寅、庚申为金运太过之年，称"太商之年""平气之年"。丙寅、丙申为水运太过之年，称"太羽之年"。少阳司天，火淫所胜，肺金受邪，热伤气分，甚则伤及血分。

【临床应用】

1.《素问·至真要大论》曰："火淫所胜，平以酸冷，佐以苦甘，以酸收之，以苦发之，以酸复之。热淫同。"

2.《医学源流论·司天运气论》说："盖司天运气之说，黄帝不过言天人相应之理如此，其应验先候于脉。……至于病，则必观是年岁气胜与不胜。……即使果胜，亦有相克者乘之，更与司天之气相反矣。又云：初气终三气，天气主之，胜之常也；四气尽终气，地气主之，复之常也。

有胜则复，无胜则否。则岁半以前属司天，岁半以后又属
在泉，其中又有胜不胜之殊，其病更无定矣。又云：厥阴
司天，左少阴，右太阳，谓之左间、右间。六气皆有左右间，
每间主六十日，是一岁之中，复有六气循环作主矣。其外
能南政、北政之反其位，天符岁会三合之不齐，太过不及
之异气。欲辨明分晰，终年不能尽其蕴。……总之，见病
治病，如风淫于内，则治以辛凉，六气皆有简便易守之法。
又云：治诸胜复，寒者热之，热者寒之，温者清之，清者温之，
无问其数，以平为期。何等划　。凡运气之道，言其深者，
圣人有所不能知；及施之实用，则平正通达，人人易晓。
但不若今之医者所云，何气司天，则生何病，正与《内经》
圆机活法相背耳。"

**【案例】**

1. 张意田医案：治一人，三月间，发热胸闷不食，大
便不通，小便不利，身重汗少，心悸而惊。与疏散消食药，
症不减，更加谵语叫喊。脉弦缓，乃时行外感，值少阳司
天之令，少阳证虽少，其机显然。脉弦发热者，少阳木象也；
胸闷不食者，逆于少阳之枢分也；少阳循身之侧，枢机不
利，则身重不能转侧；三焦失职，则小便不利；津液不下，
则大便不通。此证宜以伤寒例八九日下之，胸满烦惊，小
便不利，谵语，一身尽重，不能转侧者，柴胡加龙骨牡蛎
汤主之。果愈。柴胡 12g，龙骨 6g，煅牡蛎 6g，黄芩 6g，
法夏 9g，生姜 6g，人参 6g，桂枝 6g，茯苓 6g，大黄 6g，
大枣 3g，铅丹 3g。摘自：《伤寒名医验案精选·柴胡加龙骨牡蛎汤证》

2. 张子和医案：治一妇人，病瘰，延及胸臆，皆成大
疮相连，无好皮肉。张曰：火淫所胜，治以咸寒。命以沧

咸吐之，一吐而着痂。再用凉膈散、解毒汤等剂，皮肉乃复如初。摘自：《续名医类案·瘰》

3. 史锁芳医案：雍某，女，50 岁，2014 年 6 月 18 日初诊。患者咳嗽 1 月，接触油烟或遇冷易作，伴咽喉干痒，手足心热，遇冷易汗，烦躁，大便干结，痰少黄黏，胸闷，寐差易醒，每夜只能睡 3 ~ 4 小时，左侧头痛，食纳尚可，舌苔薄干质淡红，脉细小滑。虑及今年是"少阴司天，热淫所胜"，火热伤肺，故予《三因方》麦门冬汤加味，处方如下：麦门冬 15g，党参 15g，桑白皮 15g，紫菀 10g，法半夏 10g，炙甘草 5g，白芷 10g，竹叶 10g，钟乳石 25g（先煎），川连 4g，肉桂 4g（后下），生姜 3 片，大枣 10g，7 剂。水煎服，每日 1 剂，分 2 次服。2014 年 6 月 25 日二诊：患者诉上方服用 2 剂后咳嗽即显著缓解，出汗烦躁感减轻，心情能安定，夜寐好转，7 剂服完，咳嗽已止，诉怕冷，下肢不温，舌苔薄干质淡暗，脉细。已获佳效，守原方 7 剂，巩固。摘自：麦门冬汤治火热伤肺体会，《中国中医药报》2014-09-22）

# 外燥

【原文】《素问·至真要大论》："燥淫于内，治以苦温，佐以甘辛，以苦下之。"

【释义】阳明在泉，子、午岁也。"岁阳明在泉，燥淫所胜则雾雾清暝，民病喜呕，呕有苦，善太息，心胁痛不能反侧，甚则嗌干面尘，身无膏泽，足外反热。"

【临床应用】

1. 外燥有凉燥、温燥之分。石寿棠《医原》说："燥邪辛润以开之，燥兼寒者，辛温润以开之；燥兼热者，心凉轻剂以开之；燥伤津液者，滑润之品，增液以通之。""燥病须防其夹湿，湿病须防其化燥，燥病当用膏滋，可上下兼润，湿病当用丸散，能内通外达。燥邪大肠多有结粪，必咸以软之，润以通之。"

2. 燥淫所胜，燥胜则干。叶天士云："若气分失治，则延及于血，下病失治，则槁乎上，喘、咳、痿、厥、三消、噎膈之萌，总由此致。"

【案例】

1. 吴鞠通医案：李，46岁，乙酉四月十六日。胃痛胁痛，或呕酸水，多年不愈，现下六脉弦紧，皆起初感燥金之气，金来克木，木受病，未有不克土者。土受病之由来，则自金克木始也，此等由外感而延及内伤者，自唐以后无闻焉。

议变胃而受胃变法，即用火以克金也。又久病在络法：公丁香 3g，茯苓 15g，枳实 12g，川椒炭 9g，苡仁 15g，生姜 15g，半夏 15g，陈皮 9g，4 帖。二十三日复诊，仍用原方 4 帖。五月初二日，现下胃痛胁痛吐酸之证不发，其六脉弦紧不变，是胸中绝少太和之气，议转方用温平，刚燥不可以久任也。桂枝 12g，茯苓 15g，生姜 9g，陈皮 9g，大枣 2 枚，炙甘草 6g，半夏 15g，干姜 6g，苡仁 15g，白芍 12g，服之如无弊，可多服。十一日诊脉已回阳，去干姜，减桂枝之半。二十四日复诊，脉仍紧，原方加：益智仁 6g，服 3 帖愈。摘自：《吴鞠通医案·中燥》

2. 仲锡方医案：左某某，女，42 岁，教师。1987 年 3 月 7 日来诊，自诉头痛 3 日，曾服中药 2 剂无效，服西药多种无效，注射颅痛定仅能暂缓数小时。5 日病历记录：头痛鼻塞，微恶风寒，不发热，不渴不咳，余无不适。舌淡苔薄白脉浮，治以荆芥、防风、刺蒺藜、苍耳子疏解风邪，合以薄荷、菊花、黄芩、银花辛凉清解，再佐白芷、川芎祛风止痛。今表证虽解而头痛剧烈，且痛处不定，疼痛性质也难于形容。不咳不渴，大便二日一行，唇色稍红，舌面欠润，舌尖微红苔少脉弦，尚有目涩鼻干之特征。思此证病因既非风寒，亦非风热，悟其目涩鼻干舌面欠润少津，应合"燥性则干"之说，实属燥邪为患，且唇及舌尖微红、大便干结，系燥中有热，温燥也。以致津伤液耗，津液不足则不能润于上，故目涩鼻干、舌面少津；不能濡于下，故肠中津枯便秘，燥热之邪侵袭头部经络则剧痛，当主以辛凉甘润的桑杏汤，佐以疏风清热、养阴止痛之品。处方：桑叶、象贝母、沙参、栀子、菊花、枸杞子、柴胡、川芎、

黄芩、蝉蜕、蔓荆子、刺蒺藜、甘草，试投1帖。翌日欣
然而告，药后头痛诸症皆结。摘自：外燥头痛证治一例，《云南中
医学院学报》1988 年第 01 期

# 中暑

【原文】《素问·生气通天论》："因于暑，汗，烦则喘喝，静则多言，体若燔炭，汗出而散。"

【释义】暑者相火行令也。因于暑，耗伤气阴。

【临床应用】

1. 根据感邪、病理、临床症状的不同，有中暑、伤暑、阳暑、阴暑之分，并有暑风、暑厥、暑痫、暑瘵、疰夏、伏暑等病。虽然暑病有多种证型，但临床以中暑、疰夏、冒暑为多见。冒暑者，是寒邪束表，暑湿内蕴。中暑者，是暑邪突然外袭，闭塞气机。疰夏者，因素体虚弱、复感受暑热之气。

2. 治暑之法，清心、利小便最好。历代很少单独用发汗法治疗暑病。

【案例】

1. 柳吉忱医案：梁某，男，72 岁，干部，1978 年 7 月 26 日。年迈体虚，自入伏以来，天气炎热，汗水遍身，遂风扇纳凉不停。于昨日始感头痛，恶寒，肢体拘挛，关节痛，心烦，身大热，而无汗，微咳，舌淡红白苔，脉浮弦有力。证属纳凉伤暑之候。治宜辛温解表之法。师雷丰加味豉葱汤意。处方：香薷 15g，藿香 15g，桔梗 10g，制杏仁 10g，陈皮 10g，淡豆豉 10g，葱白 10g。水煎服。7 月 29 日，首剂头服，即汗出，而头痛，身痛，发热，心烦诸候得缓。3剂服后，诸症若失。嘱其避之风扇直吹，予以桔梗6g，淡豆豉6g，葱白6g，生甘草3g，续服3剂，以善其后。摘自《柳吉忱诊籍纂论·伤暑》

2.陈树人医案：顾某，女，11岁，1977年8月诊。咳嗽咽干，神疲发热已有二月多，近则头晕时作，不思饮食，呵欠连连，心烦自汗，脉象虚细，舌质绛少苔，此肺肾两虚，阴虚疰夏也。治以雷少逸金水相生法。药用：太子参10g，麦门冬、五味子、京元参各6g，川贝母5g，炙甘草3g，扁豆衣6g。服至第五剂，精神转好，咳嗽渐止，坚守原方出入，共服10剂而愈。摘自：《陈树人医疗经验选编·疰夏治疗三法》

3.伶人某，忘其名，四喜部名旦也，六月初，演泗州城剧，众称善。有某官爱其艺，又出钱命演卖武一折，身体束缚，刀矛剑戟之类，旋舞越二时许，卸妆入后台，则大吐不已，腹中绞痛，急载归家，吐止而昏不知人，推之不醒。其师怒，遣人寻某官，某官知余名，又转同乡请余诊视，乃偕之往，则剩粉残脂，犹晕面颊，汗出如油，气息促迫，呼之不应。提其腕，则六脉浮濡，按之反不见。余曰：此中暑阳邪也，命守者以热鞋熨其脐，刻许，稍醒。逐以大剂香薷饮进之，二日而安。后三日，有投小片者，不知其人，问阍人，乃知其伶来谢也，余却而避之。摘自：《醉花窗医案·过劳中暑》

# 伤湿

【原文】《素问·六元正纪大论》："湿胜则濡泄,甚则水闭胕肿。"

【释义】外感水湿,水湿内侵,困遏脾阳,脾胃失其升清降浊之能,水无所制,湿注肠道,发为泄泻;泛溢肌肤,发为水肿。

【临床应用】

1. 胕肿,按之陷而不起。湿浊虽可阻滞于机体上、中、下三焦的任何部位,但以湿阻中焦脾胃为主,因此脾虚湿困常是必见之证。《素问·水热穴论》："上下溢于皮肤,故为胕肿。胕肿者,聚水而生病也。"

2. 濡泄,泻下水多者。今寒湿之气,内客于脾,故不能裨助胃气,腐熟水谷,致清浊不分,水入肠间,虚莫能制,故洞泄如水,随气而下,谓之濡泄。

【案例】

1. 张文阁医案:谢姓,女,1975年春来诊。自述5年前生产甫毕,食熏肉,遂发"坐月泻",日行3~4次,脘腹胀满不适,服"黄连素"等药治疗,泄泻停止。但此后每当食肉(不论熏肉或新鲜肉)或喝肉汤,皆作泄。泻时一般不需治疗,过一二日自止。然其人又喜食肉,如此反复发作已达5年之久。拟健脾和胃、消肉化积为法,药用:

党参 12g，白术 12g，茯苓 12g，山药 15g，木香 6g，陈皮 9g，生山楂 30g，鸡内金 12g，神曲 12g，炙甘草 6g，生姜 3 片。连服 4 剂，5 年痼疾，竟获痊愈。摘自：张文阁治疗妇科病及用药经验点滴，《现代中医药》2008 年第 2 期

2. 许鑫梅医案：李某，男，48 岁，农民，住院号 135563。患者有慢性乙型肝炎 20 多年，未系统检查治疗。入院 1 周前无明显诱因下出现腹胀大，纳差，口干欲饮，神疲乏力，尿少，大便烂，每天 2~3 次，无发热及腹痛。查体：慢性肝病面容，胸壁见蜘蛛痣，腹部膨隆，脐突出，腹壁静脉显露，肝脾触诊欠满意，肝脾区叩击痛（+），腹部移动性浊音（+），肝掌（+），双下肢重度肿，舌质淡暗有痕斑、苔黄腻，脉滑。实验室检查：血 WBC $3.8 \times 10^9$/L，BPC $80.1 \times 10^9$/L，ALT 1266.92 nmol/L，AST 1533.64 nmol/L，TBiI 31.6 μmol/L，Alb 26.6 g/L，A/G 0.92，HBsAg（+），HBeAg（+），HBcAB（+）。B 超示：肝硬化、脾肿大、大量腹水。中医诊断为臌胀（脾虚血瘀，兼夹湿热）；西医诊断为乙肝后肝硬化腹水。治宜健脾益气，兼以活血化瘀，清利湿热。处方：陈皮、甘草各 6g，茯苓 12g，三七 9g，木香（后下）10g，薏苡仁 30g，白术、泽泻、丹参、大腹皮、猪苓各 15g，益母草、党参、赤芍各 20g。水煎服，每天 1 剂。并嘱病人低盐饮食，以芡实、白术煲瘦肉或鱼汤。服 5 剂后，小便量渐多，腹胀及水肿减轻。继服 7 剂，诸症渐轻。又以上方加减调治 1 月余，双下肢水肿消失，腹部移动性浊音（−），复查肝功能正常，出院后门诊调理。摘自：许鑫梅，全国名老中医药专家传承工作室

# 湿热

【原文】《素问·生气通天论》："因于湿，首如裹，湿热不攘，大筋软短，小筋驰长。软短为拘，驰长为痿。"

【释义】湿热致病，湿性黏滞，清窍不通，头重如裹，湿热合邪，可阻遏阳气，耗伤津液，关节屈伸不利，大筋、小筋或者收缩变短，或者松弛变长。

【临床应用】

1. 外感湿邪为病，湿阻气机，经络阻滞，气血不通而导致筋失所养的病变，治疗的着眼点在于攘除湿邪。

2. 因饮食所伤，脾胃失调，脾不健运，水湿内停；情志所伤，肝胆气郁，木旺乘土，脾不健运，气滞湿阻等内湿为患，亦可阻滞气机，使气血不通，筋失所养而致为拘、为痿。再有因外湿困脾而致脾湿内生，内外合邪者，不一而足。但其病机均为"湿热不攘"，治疗上均应着眼于攘除湿邪，以通达气血，从而达到柔筋、养筋之目的。

【案例】

1. 叶天士医案：周，病起旬日，犹然头胀，渐至耳聋，正如《内经·病能篇》所云"因于湿，首如裹"，此呃忒鼻衄，皆邪混气之象，况舌色带白，咽喉欲闭，邪阻上窍空虚之所，谅非苦寒直入胃中可以治病，病名湿温，不能自解，即有

昏痉之变,医莫泛称时气而已。连翘、牛蒡子、银花、马勃、射干、金汁。摘自:《临证指南医案·湿》

2.韩萍医案:许某某,男,51岁,工人。初诊日期:1992年9月17日。患者两膝关节肿痛2年余,左甚于右。初起关节痛沉重,3个月后发现关节部位肿而渐粗,屈伸不利,半年后屈伸不利加重,僵硬强直,左膝关节拘挛,腿不能伸直。曾服中药治疗(汤剂,药方未保存),效果不显,病情逐渐加重。西医诊断为"膝关节结核",服药治疗后疼痛减轻,但左腿仍不能伸直。查体:请患者平躺于床上,嘱其尽量伸腿,右腿尚可伸直,左腿伸后,其腿窝处可伸进一横掌有余(约12cm),按其膝使伸腿则疼痛难忍。舌质胖而略暗,边有齿痕,苔白略厚腻,脉缓无力。证属着痹,治当祛湿通络。方用三仁汤加减:杏仁10g,白蔻仁10g,生苡仁10g,半夏12g,厚朴10g,通草6g,滑石20g,木防己10g,秦艽10g,海风藤10g,鸡血藤15g,乌梢蛇12g。5剂,水煎服。上方服5剂后,关节沉重减轻,自觉活动有轻松感,屈伸亦觉松利。查其左腿仍不能伸直,弯度如前。初诊见功,效不更方,原方再服10剂。药后复诊,左膝关节粗肿渐消,伸腿较前进步,腿窝处可伸进3横指余(约7cm)。上方去乌梢蛇再服,每日1剂,连服1个月。患者来告关节疼痛已除,活动已自如。查其左腿已基本能伸直。上方5剂研细末做成水丸,每服10g,日服3次,以善其后。约半年后,患者因它病来诊,告腿疾已愈,未再复发。摘自:"湿热不攘,大筋软短,小筋弛长"辨析,《光明中医》1998年第4期

3.王洪图医案:张某,男,42岁,1974年11月诊。患者头部外伤手术后半年余,左侧肢体活动不便,尤以下

肢为甚。自足至膝，内翻屈曲不能伸直、无力，来诊时需由两人左右架扶。观其体质尚属壮实，头部受伤处颅骨尚未修补，有一鸭蛋大软组织。脉濡数，舌质红，苔黄而厚腻，大便不爽。证属湿热阻滞，治以清热祛湿之法。苍术10g，黄柏10g，生苡仁12g，萆薢10g，木通10g，川牛膝12g，独活8g，车前子（包）9g。水煎温服，每日1剂。服上方9剂后，舌苔略退，左下肢已略能自动屈伸。上方再加鸡血藤15g，水煎服，每日1剂。又服15剂，肢体屈伸较为自如，手持木杖已能自己行走。上方连服40余剂，能丢弃手杖自己散步，做简单的保健操。行动虽不如常人灵便，但生活自理已无困难。摘自：《黄帝医术临证切要·湿热不攘为拘为痿》

# 伏阳化疫

**【原文】**《素问·本病论》："厥阴未迁正，则少阴未得升天，水运以至其中者，君火欲升，而中水运抑之，升之不前，即清寒复作，冷生旦暮。民病伏阳，而内生烦热，心神惊悸，寒热间作；日久成郁，即暴热乃至，赤风瞳翳，化疫，温疠暖作，赤气彰而化火疫，皆烦而燥渴，渴甚，治之以泄之可止。"

**【释义】**己亥之岁，厥阴风木司天之气不能迁居主位，寒气与湿热交替，气候就会寒热不定，人体会出现阳气内郁，烦热内生，心神惊悸，寒热交作等病症。而外界君火之气抑郁亢盛，温病疫病尤其是热性的疫病就会爆发，当投以清热利湿的药物来治疗这种火疫病。

**【临床应用】**

1. 伏阳为内热、火郁证候，其成因由中热格阴、或由伏邪从化、或由表及里转化、或是有形及无形邪气，闭遏阳气，可以表现为伏阳、伏热、伏火程度的不同。

2. 少阴君火被水运抑之，"但欲升而不得其升，中运抑之，但欲降而不得其降，中运抑之"（《素问·本病论》），伏阳在内，火郁既久，暴热乃生；火热与水湿相合，郁疠乃化，发为湿热疫病。

## 【案例】

1. 高建忠医案：患者赵某，男，58 岁。2 周前发热，经静脉滴注抗生素 9 天，发热控制，但仍感周身不适，影响工作，于 2010 年 12 月 8 日邀余至家诊治。诊见：自觉周身困乏无力，晨起口苦，口唇干燥，口内欠清爽，痰黏胸闷，咽喉不利，鼻塞，浊涕，双目欠清利，纳食欠佳，脘腹痞闷，大便不爽。舌质淡暗，舌苔薄白腻，脉濡。证属湿热困阻，气机不畅。治以清化湿热，疏展气机为法。方用三仁汤加减。处方：炒杏仁 12g，白豆蔻（后下）6g，生薏苡仁 15g，姜半夏 9g，厚朴 9g，通草 3g，竹叶 3g，滑石（包煎）18g，柴胡 9g，黄芩 12g，辛夷（包煎）12g，桔梗 9g。3 剂，水煎服。3 日后再次至其家，谓药后周身轻爽，鼻通涕无，咽利痰清，纳增便畅。摘自：三仁汤治疗湿热困阻发热，中国中医药报 2011-1-23

2. 吴又可医案：朱海畴，45 岁，患疫得下证，四肢不举，身卧如塑，目闭口张，舌上苔刺。问其所苦不能答。因问其子两三日所服何药，云进承气汤三剂，每剂投大黄两许不效，更无他策，惟待日而已，但不忍坐视，更祈一诊。余诊得脉尚有神，下证悉具，药浅病深也。先，投大黄一两五钱，目有时而小动，再投舌刺无芒，口渐开能言。三剂舌苔少去，神思稍爽。四日服柴胡消燥汤，五日复生芒刺，烦热又加，再下之。七日又投承气养荣汤，热少退。八日仍用大承气，肢体自能少动。计半月，共服大黄十二两而愈。又数日，始进糜粥，调理两月平复。凡治千人，所遇此等，不过三四人而已。姑存案以备参酌耳。摘自：《温疫论·因证数攻》

3. 余霖医案：理藩院侍郎奎公，四令弟病疫，昏闷无声，身不大热，四肢如冰，六脉沉细而数。延一不谙者，已用回阳救急汤，中表兄富公，力争其不可。及予至，诊其脉沉细而数，察其形唇焦而裂，因向富公曰：此阳极似阴，非阴也。若是真阴，脉必沉迟，唇必淡而白焉。有脉数、唇焦认为阴证哉！此热毒伏于脾经，故四肢厥逆，乘于心肺，故昏闷无声，况一身斑疹紫赤，非大剂不能挽回。遂用石膏八两，犀角六钱，黄连五钱，余佐以大青叶、羚羊角。连服二帖，至夜半身大热，手足温，次日脉转洪大。又一服，热减而神清矣。以后因让逐日减用，八日而愈，全家狂喜，以为异传。摘自：《疫疹一得·附险案》

# 小金丹方

【原文】《素问·刺法论》："疫之与疠，即是上下刚柔之名也，穷归一体也。……黄帝曰：余闻五疫之至，皆相染易，无问大小，病状相似，不施救疗，如何可得不相移易者？岐伯曰：不相染者，正气存内，邪气可干，避其毒气，天牝从来，复得其往，气出于脑，即不邪干。……又一法，于春分之日，日未出而吐之。又一法，于雨水日后，三浴以药泄汗。又一法，小金丹方：辰砂二两，水磨雄黄一两，叶子雌黄一两，紫金半两，同入合中，外固，了地一尺筑地实，不用炉，不须药制，用火二十斤煅了也；七日终，候冷七日取，次日出合子埋药地中，七日取出，顺日研之三日，炼白沙蜜为丸，如梧桐子大，每日望东吸日华气一口，冰水一下丸，和气咽之，服十粒，无疫干也。"

【释义】疫病为感受不同于一般六淫外邪的非时之气，因五运六气的五行升降异常，有五疫及五疠之称。凡司天失守化为疫，在泉失守化为疠。服食小金丹方可免受疫疠的传染。其炼制方法：将辰砂、雄黄、雌黄、金箔，放入乳钵中研细，倾入磁罐中，外用盐泥封好。另在空地上挖一个坑，约尺许，将罐置于坑内，封以薄土，筑实。另用桑柴或桑炭，烧其地面，烧7天，至第八日，候冷，把罐取出，将药刮出，入于另一罐，再埋于地下，以消除火热之气，埋7天，再取出，将药倾入钵中，研细，炼蜜为丸，如桐子大。服法：采用道家的益气养生法，每晨当太阳初出时，面向东方，吸一口气，用冷水和气送下1丸，共服10粒。

**【临床应用】**

1. "正气存内，邪气可干。避其毒气，天牝从来。"人体正气旺盛，抗御邪气的能力强，则邪气难以侵入人体。《素问·评热病论》云："邪之所凑，其气必虚。"

2. 辟瘟防疫。用汗、吐、泄三法。小金丹乃祖国医学药物预防思想之先声，为后世传染病的治疗提供了指导。

**【案例】**

1. 吴崑医案：辟瘟法。凡觉天行时气，恐其相染，须日饮雄黄酒一卮，仍以雄黄豆许用绵裹之，塞鼻一窍，男左女右用之。或用大蒜塞鼻，或用阿魏塞鼻皆良。雄黄气悍，能辟恶邪；大蒜、阿魏，气之至臭者，臭胜则诸秽皆不足以加之矣。但蒜大热，阿魏透脑，虚人难用，不若雄黄便于事尔。摘自：《医方考·瘟疫门》

2. 邓铁涛医案：患者邓某某，女性，33岁，广东省三水籍，医务人员，因"发热伴恶寒2天"于2003年1月25日入院。两天前自觉无明显诱因出现发热，入院当天自觉症状加重，测体温38℃，微恶寒，神疲乏力，稍口干，纳差，面红，无头痛，无流涕，无咳嗽、咯痰，无咽痛，无汗，无鼻塞流涕，睡眠一般，二便调。查体：T 38℃，P 68次/分，R 20次/分，BP 90/60 mmHg，神志清，全身皮肤、黏膜无出血点，亦无黄染，咽无充血，双侧扁桃体不大，气管居中，双肺呼吸音正常，未闻及干湿啰音，白细胞（WBC）5.0×

$10^9$／L，中性粒细胞 63.9%，红细胞 $4.31 \times 10^{12}$／L，血红蛋白 131g/L，血小板 $95 \times 10^9$／L。行胸片检查示：右下肺少许模糊阴影。诊见：发热，微恶寒，干咳，无痰，动则心慌气短，头痛，微感胸痛，口干口苦，纳差，神疲乏力，舌淡红，苔薄白，脉濡细。西医诊断：右下肺炎（非典）。中医诊断：春温伏湿。治则：清凉解毒，透热达邪。处方：青蒿 15g（后下）、黄芩 15g、柴胡 12g、大青叶 20g、板蓝根 30g、法夏 12g、枳壳 10g、浙贝 12g、紫菀 12g、天竺黄 12g、杏仁 10g、炙甘草 6g，每日 1 剂，水煎服，配合清开灵静滴加强清热，西药则投以泰能、稳可信。二诊：1 月 27 日，仍发热，热势上升，以夜间及午后为甚，T 38.6℃，肢体困倦，纳食减少，舌脉未变，二便通畅。化验：白细胞 $2.9 \times 10^9$／L，中性粒细胞 57.7%，血小板 $90 \times 10^9$／L。胸片与 24 日比较右下肺感染病灶明显扩大，大片灶。为湿热蕴毒，阻遏中上二焦之表现，治宜清热解毒达邪，解表宣肺化湿。处方：炙麻黄 8g、杏仁 10g、石膏 20g（先煎）、甘草 10g、柴胡 10g、黄芩 10g、半夏 10g、竹茹 10g、白茅根 15g、前胡 15g、桑枝 10g、苡仁 20g、滑石 18g、藿香 6g、佩兰 6g。三诊：1 月 28 日，热势仍未遏止，反有上升之势，T 39.2℃，症状未减，疲倦加重，双肺呼吸音粗，肺底闻及少许湿啰音，舌淡红，苔薄白，脉濡细。化验：白细胞 $2.5 \times 10^9$／L，中性粒细胞 50.96%，血小板 $67 \times 10^9$／L。邓老意见：湿热蕴毒，毒势盛，并易耗气挟瘀，毒瘀互结，且变证多端，有入营之势，治宜加重清热凉血解毒，化瘀软坚散结，少佐益气之品。原方继续服用，加服安宫牛黄丸，并加用仙方活命饮，西洋参 10g 另炖服。方药如下：金银花 30g、浙贝

15g、赤芍 15g、白芷 12g、陈皮 3g、升麻 6g、防风 12g、当归 6g、虎杖 20g、皂角刺 12g、穿山甲 12g（先煎）、乳香 6g、没药 6g、连翘 18g、五爪龙 15g。根据西医观点，此时属于炎症渗出期，需要注意肺纤维化的问题，而运用仙方活命饮以化瘀软坚散结，甚为合拍。西药则停用泰能、稳可信，改用可乐必妥、复达欣。至 1 月 30 日，应用可乐必妥后出现头晕，故停用所有抗生素，停用后头晕等症状大减，体温降至 37.5℃。四诊：1 月 31 日，体温降至正常，但神疲、乏力、头晕，偶有咳嗽，白黏痰，无口干，舌淡，苔薄白腻，脉濡细，白细胞 $2.3 \times 10^9$／L，中性粒细胞 50.2%，红细胞 $3.12 \times 10^{12}$／L，血红蛋白 97g/L，血小板 $90 \times 10^9$／L。胸片：病灶增多，密影。热势已退，胸片虽病灶增多，强弩之末也，未足为虑，此乃正虚邪恋，治当清热养阴，扶正透邪，此时舌苔呈现白腻，为伏湿外达之象，治疗上并重视化湿、活血。处方：炙麻黄 8g、杏仁 10g、甘草 10g、黄芩 10g、半夏 10g、竹茹 10g、白茅根 15g、桑枝 10g、苡仁 20g、太子参 20g、五味子 20g、麦冬 15g、藿香 6g、佩兰 6g，仍加服仙方活命饮，并加大补气而性温和之五爪龙至 30g；热势既退，停用清开灵，改以参麦针益气生津。五诊：2 月 4 日，已无发热，乏力，偶咳嗽，未闻及干湿啰音，舌淡，苔厚微腻，脉濡细。胸片示：有所吸收；白细胞 $2.4 \times 10^9$／L，中性粒细胞 47.8%，红细胞 $3.62 \times 10^{12}$／L，血红蛋白 131g/L，血小板 $191 \times 10^9$／L。病势渐衰，但湿性缠绵，如油入面，且易伤气，又易挟瘀为患，治宜清热利湿，益气活血。处方：杏仁 12g、甘草 6g、青皮 6g、桃仁 12g、当归 6g、苍术 9g、五爪龙 30g、太子参 20g、橘红 6g、升麻

10g、白术 10g、神曲 12g、麦冬 10g。加服：太子参 15g、土茯苓 30g、茯苓 12g、枳壳 6g、陈皮 3g、威灵仙 20g、杏仁 10g、苡仁 30g、苍术 9g、大枣 3 个。六诊：2 月 8 日，自觉身轻体爽，舌苔腻转淡，脉细；白细胞 $6.5 \times 10^9$ / L，中性粒细胞 46.2%，红细胞 $3.62 \times 10^{12}$ / L，血红蛋白 131g/L，血小板 $161 \times 10^9$ / L。2 月 12 日胸片示：右肺炎症全部吸收。守方略有加减，治愈出院。摘自：论中医诊治非典，《中华实用中西医杂志》2003 年第 6 期

# 气结

【原文】《素问·举痛论》："思则心有所存，神有所归，正气留而不行，故气结矣。"

【释义】脾主运化，思虑过度，劳神损脾，而致气机郁结，脾气不行，阻滞脾胃运化功能，出现胸脘痞满、食欲不振、大便溏泄等症状。

【临床应用】

1.半夏泻心汤治寒热交结之痞；生姜泻心汤治水与热结之痞；甘草泻心汤治胃虚气结夹湿之痞；大黄黄连泻心汤治误下邪陷，内热壅盛之痞；附子泻心汤治邪热有余而卫阳不足之痞。五方同中有异，君臣佐使制方原则井然有序。《伤寒论》149条："伤寒五六日，呕而发热者，柴胡汤证具，而以他药下之，柴胡汤证仍在者，复与柴胡汤。此虽已下之，不为逆，必蒸蒸而振，却发热汗出而解，若心下满而硬痛者，此为结胸也，大陷胸汤主之；但满而不痛者，此为痞，柴胡不中与之，宜半夏泻心汤。"157条："伤寒汗出，解之后，胃中不和，心下痞硬，干噫食臭，胁下有水气，腹中雷鸣下利者，生姜泻心汤主之。"158条："伤寒中风，医反下之，其人下利日数十行，谷不化，腹中雷鸣，心下痞硬而满，干呕，心烦不得安。医见心下痞，谓病不尽，复下之，其痞益甚，此非结热，但以胃中虚，客气上逆，故使硬也，甘草泻心汤主之。"154 条："心下痞，按之濡，其脉关上浮者，大黄黄连泻心汤主之。"155 条："心下痞，而复恶寒汗出者，附子泻心汤主之。"

2. 诸郁者越鞠丸主之。越鞠者，发越鞠郁之谓也。气郁偏重，香附为主，加郁金、乌药、川楝子；血瘀偏重，川芎为主，加桃仁、红花、丹参；湿郁偏重，苍术为主，加茯苓、泽泻、白芷；食郁偏重，神曲为主，加麦芽、山楂；痰郁偏重，加南星、瓜蒌；火郁偏重，栀子为主，加黄芩、青黛、夏枯草；证兼寒者，去栀子，加干姜、吴萸、小茴香。春加防风，夏加苦参，秋冬加吴茱萸。

【案例】

1. 刘渡舟医案：郑某某，女，32 岁。患病有上、中、下三部的特点。在上有口腔经常糜烂作痛，而不易愈合；在下有前阴黏膜溃破，既痛且痒；中部则见心下痞满，饮食乏味。问其小便尚可，大便则每日二次犹能成形。切其脉弦而无力，舌苔薄白而润。三部之证由中州发起。辨为脾虚不运，失降失常，气痞于中，而挟有湿蚤之毒。治宜健脾调中，升清降浊，兼解虫毒之侵蚀。处方：炙甘草 12g，黄芩 9g，人参 9g，干姜 9g，黄连 6g，半夏 10g，大枣 7 枚。共服 10 余剂，以上诸症逐渐获愈。摘自：《刘渡舟临证验案精选·狐惑病》

2. 高辉远医案：丁某，男，52 岁。1991 年 10 月 18 日就诊。因情绪不稳定，近 5 个月来常有头晕头痛，且日渐加重，伴胸闷胁胀，脘堵纳少，惊悸烦躁，重则坐立不安，或时有心前区闷痛，少寐多梦，曾在北京某医院检查未发现异常，查心电图正常范围，血压不高。经服安定、柏子养心丸等药物，未见明显改善，特就诊于中医治疗，观舌质淡红，苔白稍厚，脉沉弦。高师四诊合参，辨析为肝郁气滞，肝阳上亢之证，治拟行气解郁，平肝潜阳之法，用越鞠丸加味：苍术 10g，川芎 8g，香附 10g，栀子 8g，建曲 10g，菊花 10g，白蒺藜 10g，天麻 10g，白薇 10g，豆豉 10g。每日 1 剂水煎分服。连服 12 剂药后，头晕头痛，胸闷胁胀，脘闷纳少，惊悸烦躁等症减轻，但心前区闷痛，少寐多梦无著变，且又见脉律不整。再予上方去白薇、豆豉，加菖蒲 10g，远志 10g，夜交藤 15g，又进 12 剂，上述症状基本消失。1 年后随访，患者心绪稳定，精神爽利，身体健康。

摘自：《高辉远临证验案精选·植物神经功能紊乱案》

# 积饮

**【原文】**《素问·六元正纪大论》："太阴所至，为积饮否隔。"

**【释义】**《内经》无"痰"字，只有"饮"字。从其病机病症视之，内涵确系今之痰证。《素问·气交变大论》曰："岁土太过，雨湿流行，肾水受邪，甚则饮发，中满食减。"脾肾为痰饮之源。

**【临床应用】**

1.《内经》提出了"结者散之""留者攻之""扶正祛邪"的治疗原则。《内经》十三方，其中的生铁落饮为重坠豁痰开窍之剂，治疗"有病怒狂者"。用半夏秫米汤治疗"目不瞑"，现临床用本方治疗胃肠有痰浊而致失眠者有良好的效果。

2. 张仲景说："病痰饮者，当以温药和之。"

3.《丹溪心法》指出："治痰法，实脾土，燥脾湿，是治其本。"通用二陈汤，风加南星、皂角、白附子、竹沥，寒倍半夏加姜、附、姜汁，火加石膏、青黛，湿加苍术、白术，燥加栝楼、杏仁，老郁痰加海石、芒硝、栝楼，食积加山楂、神曲、麦芽，停水加槟榔，痰在胁下加白芥子，痰在四肢加竹沥，痰在经络用此探吐，痰在皮里膜外加白芥子、竹沥、姜汁，气实用荆沥。

**【案例】**

1. 侯天印、王春华医案：梁某某，男性，56岁，干部，于1984年8月23日初诊。患者1982年6月起，渐出现体重超常，当时体重81千克，未做特殊治疗。1983年年底因心悸气促，体倦乏力，双下肢浮肿，遇劳加剧，而在我院门诊查肾功能、肝功能、心电图均属正常，拟诊为"单纯性肥胖"。自服"减胖茶"，出现厌食恶心，体重稍减，但药物副作用使患者难以坚持，停药后，体重随之有增无减，1984年以来症状明显加重，便来我院要求进一步诊治。刻诊：体形肥胖，面色虚浮，舌淡有齿痕，苔白腻，脉细滑，双下肢轻度浮肿。根据中医"肥人多湿多痰"的理论，辨证为痰湿型肥胖，治拟行气化痰，健脾利湿。处方：黄芪30g、陈皮10g、法夏10g、茯苓15g、白术15g、泽泻15g、防己15g、山楂15g、川朴10g、甘草3g。服药4剂，小便增加，浮肿、体重减轻。效不更方，继服上方，共进24剂，体重降至76kg。为了服药方便，用上方加皂荚6g，白矾10g，共为细末，制成水丸为5天量。患者坚持服药3个疗程，体重控制在74kg。嘱其节饮食，多锻炼。随访至今，患者体重无有再增。摘自：《痰症论·痰湿肥胖》

2. 罗天益医案：一老人患虚烦不得睡，大便不通，常有一道热气自脐下冲上心，心随即昏乱欲绝，医一月不愈，用大黄通利大便，几致殒殆。罗诊之，六脉沉缓，遂投竹茹温胆汤。自午服一盏，热气至心下而不至心上；哺时服一盏，热气至脐下而不至脐上；戌初又一盏，热气不复上升矣。次日早间以槟榔舒气之药调之，大府遂通而愈。摘自：《名医类案·不寐》

# 阴盛内寒

【原文】《素问·调经论》："帝曰：阴盛生内寒，奈何？岐伯曰：厥气上逆，寒气积于胸中而不泻，不泻则温气去，寒独留，则血凝泣，凝则脉不通，其脉盛以涩，故中寒。"

【释义】阴气内盛，寒邪积于胸中，脏腑气机不畅，阳气受伤，血脉凝涩，出现的里寒证。《医学心悟·伤寒主治四字论》说："何谓里寒？凡伤寒不由阳经传入而直入阴经，手足厥冷，脉微细，下利清谷者，名曰中寒。"

【临床应用】

1. 里寒证以邪实为主，寒邪藏于脏腑经络之间，阴寒内胜，气机郁滞，津血不畅，或挟气滞或挟瘀阻或挟寒水而成邪实之证。主要有少阴证、肺寒留饮、中焦虚寒、经脉虚寒等证。常见有机能障碍、拘急疼痛、瘀血内阻、水湿痰饮、阳虚不温等症候群。治疗用温法，祛寒邪为主。常用辛热温里之乌附姜桂及活血化瘀或温通止痛或温化水湿的药物，并佐以扶正固本补阳药，以助祛邪。

2. 里寒证多发生于素体阳虚之人，且寒为阴邪，必伤阳气，故里寒证时阳气必虚。因此，里寒证虽为实证，但属本虚标实，只是以标实为主。

【案例】

1. 刘景祺医案：王某某，男，53岁，1983年11月4

日初诊。多寐已 10 年，10 年前由于受凉和生气引起心烦欲死，干呕吐涎沫，胸闷头痛，无力，倦怠，嗜睡，时好时坏。近三四年来，完全丧失劳动能力。每届初冬即开始终日嗜睡，唤醒吃饭，饭后再睡，至来年夏季才稍好转。曾在当地服平胃散、补中益气汤和二陈汤加减百余剂未效。现仍心烦头痛恶心，全身无力，不能行走，上下汽车须人搀扶。二便正常。舌苔薄白，脉沉滑。辨证：肝胃虚寒，浊阴上逆。治则：暖肝、温胃、补虚。处方：吴茱萸 18g，生姜 18g，党参 18g，大枣 6 个。服 6 剂。1984 年 1 月 14 日复诊：回家后按原方服 40 剂，近一月来睡眠恢复正常，心烦、恶心、头痛消失，能参加一般体力劳动，脉沉滑。摘自：《伤寒名医验案精选·吴茱萸汤》

2. 赵守真医案：刘妇，年四旬余。体素虚弱，某日农作过劳，傍晚归途遇雨，衣履尽湿，归仅更衣，不甚介意。晚间又经房事，而风雨之夜，寒气砭骨，夜半时起入厕，未久，睡感寒甚，数被不温，少腹拘急绞痛，次第加剧，待至天将明时，阴户遽现紧缩，自觉向腹中牵引，冷汗阵出，手足厥冷，头晕神困，不能起立，服药鲜效。其夫来迎治，脉象微细，舌润不温，乃一阴寒证也。其夫且曰："内子阴户收缩，成一杯大空洞形，时流清液，令人见而生畏。"吾曰："病虽奇，治尚易，近村魏妇病与相若，曾一方即愈，毋用惊惧。"乃书与当归四逆加吴茱萸生姜汤，嘱一日服完二大剂，并用艾灸气海、关元十余炷，又锡壶盛开水时熨脐下。次日往视，已笑逐颜开，操作厨下，惟身觉略倦而已。摘自：《治验回忆录·妇人缩阴证》

# 阴虚内热

【原文】《素问·调经论》："帝曰：阴虚生内热，奈何？岐伯曰：有所劳倦，形气衰少，谷气不盛，上焦不行，下脘不通，胃气热，热气熏胸中，故内热。"

【释义】阴虚的人劳倦之后形气衰少就会损伤脾胃，脾气不能运化水谷，上下不能通达，饱食之水谷则会郁于胃中而化热，而肺居于胸中，胃热上熏于肺所以就会产生肺热。

【临床应用】

1. 凡因劳倦而无外感者，治宜补养为主。《脾胃论》以阴火立论，倡甘温除热法，创补中益气汤。

2. 内伤兼有外感发热者，或外感热病气虚毒强发热证，治宜扶正灭毒。

【案例】

1. 万友生医案：邹某，女，59岁，1985年3月16日初诊。因发热12天入院，病起恶寒发热、头晕痛，全身关节酸痛，随后呕吐泄泻。西医诊断为感冒，予抗感染治疗仍高热不退，遂以败血症（脓毒症）、中毒性心肌炎、糖尿病、高脂血症、左上肺慢性纤维空洞型肺结核、右侧渗出性胸膜炎收入院。给予青霉素、雷米封、优降糖等治疗，病情却进一步加重。患者先后血培养提示产气杆菌和霉菌阳性，根据药敏实验给予先锋Ⅵ和氯霉素等，仍高热不退，遂下病危通知。万友生会诊见患者高热不退，有时寒战，全身酸痛，头晕，神疲肢软，少气懒言，声低息短，胃脘痞硬，按之微痛，不饥不欲食，口干不欲饮，时有恶心，大便不成形；舌淡红少苔而前部稍见干红，脉虽滑数而重按无力。诊断：气虚发热，法当甘温除热，投以补中益气汤加减。组方：黄芪60g，党参30g，银花30g，升麻15g，柴胡15g，鸡内金15g，白术10g，甘草10g，西洋参10g，生谷芽60g，生麦芽60g。3剂，水煎服，分两服。3月18日病情明显好转，体温一度降至正常，再会诊时为37.7℃，身痛已除，口已不干，大便仍软烂不成形，但见胸闷气迫，持续不解。守上方加入瓜蒌皮、薤白、桔梗、枳壳各15g，冰片（分3次研末服）2g。如此加减调理于4月29日痊愈出院。摘自：万友生甘温除热治脓毒症经验，《中国中医药报》2013-6-19

2. 郑宏医案：马某，男，76岁，2005年2月3日因受凉引起高热、咳嗽、进食减少等症状，未就医。数日后症状迅速加重，高热不退，于2月8日出现昏迷、呼吸困难，在当地医院治疗过程中出现呼吸困难加重并发上消化道出血、心功能衰竭。3月15日转入东直门医院急诊EICU病房，急诊诊断：多脏器功能不全综合征、肺部感染、呼吸衰竭Ⅰ型、糖尿病2型、肾功能衰竭、冠心病、上消化道出血、中度贫血、高血压病。治疗给予重症监护及头孢哌酮/舒巴坦、酚磺乙胺、西咪替丁、硝酸甘油、氨茶碱等，并予840呼吸机辅助呼吸。在此基础上，中医辨证为瘀毒互结、痰热内蕴、气阴两虚，治以清热化痰、活血解毒兼用通里攻下；药用羚羊角粉 3g（冲服）、黄连 10g、栀子 10g、瓜蒌 30g、生大黄 10g、半夏 10g、败酱草 30g、炒薏米 30g、制附片 10g、生甘草 6g、赤芍 30g、黄芩 15g，上方日 1 剂，分 3 次鼻饲；同时用生大黄 30g、制附片 30g、生牡蛎 30g 浓煎 200mL 保留灌肠，每日 2 次。患者入院 2 天后考虑霉菌感染，加用氟康唑抗霉菌治疗，住院期间先后多次行痰培养＋药敏实验，多次发现弗氏柠檬酸杆菌、金黄色葡萄球菌、铜绿假单胞菌等，根据药敏结果调整抗菌药用法用量，多种抗菌药如头孢曲松钠、亚胺培南、万古霉素、头孢他啶、氟康唑、磷霉素等多次反复大剂量单一或联合用药。但患者总体病情时轻时重，期间多次加重，尤其发热一症反反复复，常常数日高热不退或热退复起。治疗初期中医辨证分析多集中于热毒、痰毒、瘀热、腑实等方面，治法亦多以清热解毒、清营凉血、通腑化痰等为主，虽也注意到患者气阴两虚、正气虚损的一面，间或给予益气养阴、健脾益肾等法，但一遇高热便改弦更张。5 月 19 日患者再次出现高热不退（38.2℃~39℃），在总结回顾病历后适时投以补中益气汤加减以甘温除热，并佐以苦寒泻火、化瘀解毒之品，药用党参 15g、柴胡 10g、升麻 10g、黄芪 20g、炒白术 15g、当归 15g、生甘草 6g、陈皮 10g、杏仁 10g、桔梗 10g、茯苓 20g、半夏 10g、芦根 20g、赤芍 20g 等浓煎鼻饲，次日患者体温降至 37.6℃，3 天后体温稳定在 37.2℃~37.6℃。前方既效故复投上方，加用白茅根 20g、黄精 15g、麦冬 12g，患者体温曲线逐日平复，至 5 月 28 日成功脱离呼吸机，改用 T 型管呼吸，双肺湿啰音显著减少。脱机后继用补中益气汤加减治疗，加用山萸肉、菟丝子、山药等补肾益气养阴，至 6 月 15 日出院，患者体温曲线未再超过 37℃，出院时诸症悉减，生命体征稳定。摘自：甘温除热法治疗多脏器功能不全综合征高热的临床体会，《北京中医》200 年第 4 期

# 热中

【原文】《素问·脉要精微论》："粗大者，阴不足阳有余，为热中也。"

【释义】外邪侵袭，入胃而见目黄、烦渴引饮；或饮食失节，脉尺粗大，发热者，皆谓之热中。其一，风黄。《素问·风论》曰："风之伤人也……或为热中。""风气与阳明入胃，循脉而上至目内眦，其人肥，则风气不得外泄，则为热中而目黄。"其二，消中。《素问·腹中论》曰："夫热中、消中者，皆富贵人也。"王冰注："多饮数溲，谓之热中。"

【临床应用】

1. 李东垣甘温除热法同前。

2. 风邪入胃，与脾胃湿热相合，郁蒸肝胆而成黄疸。《伤寒论》第262条："伤寒，瘀热在里，身必黄，麻黄连翘赤小豆汤主之。"《医学纲目》治宜青龙散（仙灵脾、生干地黄、防风、何首乌、荆芥穗）。

【案例】

1. 丁甘仁医案：褚左，躬耕南亩，曝于烈日，复受淋雨，又夹食滞，湿着于外，热郁于内，遂致遍体发黄，目黄溲赤，寒热骨楚，胸闷脘胀，苔腻布，脉浮紧而数。急仿麻黄连翘赤豆汤意。净麻黄1.2g，赤茯苓9g，六神曲9g，连翘壳9g，枳实炭3g，福泽泻4.5g，淡豆豉9g，苦桔梗3g，炒谷

麦芽 9g，西茵陈 4.5g，杜赤豆 30g。摘自：《丁甘仁医案·黄疸案》

2. 李可医案：1983 年 6 月 7 日，本院传染科病房住院病人李树龙，23 岁。入院诊断：急性传染性肝炎。当日化验：黄疸指数 16，射浊 13，射絮 ++，G.P.T.125，患者自幼怕打针输液，要求服中药。询知类似感冒 3 日，无热恶寒无汗。从第二日起，一昼夜间全身皆黄，苔黄厚腻，口苦、恶心、身痛脉紧。此属寒邪郁闭表气，湿浊熏蒸，发为黄疸。予荆防败毒散加茵陈栀子：荆芥、防风、羌活、独活、前胡、柴胡、枳壳、桔梗、薄荷、栀子各 10g，茵陈 45g，川芎 10g，茯苓 30g，鲜生姜 3 片，冷水泡 1h，急火煮沸7min，2 次分服，2 剂。2 月 9 日二诊：药后得汗，恶寒已罢，小便特多。面目舌下、胸部之黄已退八九，呕止，食纳好，舌上黄厚腻苔化去大半，小便清长。当日化验：黄疸指数8，射浊 10，射絮 +，G.P.T 110，自汗不渴，予和营卫，化湿退黄：茵陈 45g，桂枝、赤芍、炙草各 10g，白术、茯苓各 24g，猪苓、泽泻、桃仁各 12g，鲜生姜 5 片，枣 6 枚，2 剂。6 月 11 日三诊：全身黄已退净，气短口渴，舌红少苔，尿淡黄，脉虚而数。二诊过用渗利，气阴两伤，口中觉腻，湿浊未化。予益气养阴芳化：生芪、茵陈各 30g，生山药、石斛各 30g，知母 18g，白参（另炖）10g，藿香、佩兰各 5g，3 剂。6 月 14 日四诊：纯中药治疗 7 日，肝功阴转，诸症均退。唯舌红，口渴，脉数，气阴未复，原方去茵陈，加玉竹 15g，带药 3 剂出院。摘自：《李可老中医急危重症疑难病经验专辑·肝病五则》

# 阳虚外寒

【原文】《素问·调经论》："经言阳虚则外寒"，"阳受气于上焦，以温皮肤分肉之间，令寒气在外，则上焦不通，上焦不通，则寒气独留于外，故寒栗。"

【释义】阳虚，指气虚或命火不足，脏腑功能衰弱，抗病能力低下而产生外寒的病证。

【临床应用】

1. 卫阳不足，寒邪乘虚而入，邪犯皮毛，出现了恶寒、畏寒或寒栗的外寒症状。

2. 阳气虚弱，不能温煦体表，出现外寒证候。同时，阳虚不能温养脏腑，出现内寒证候。

【案例】

1. 宋阳医案：李某某，女，30岁。主诉：发热一月余。患者一月前患外感，输液数日不效，诸症反有加重之势，低热缠绵月余，多处求诊不愈，因至我处求诊。门诊测体温37.5℃，体温虽偏高，然患者自觉四肢冰凉，身困乏力，整日昏昏欲眠，心中时有悸动，四肢关节酸楚疼痛，腹部如抱冰块，虽时时以热水袋温之却仍不能暖，问及平素是否畏寒，答曰平素即畏寒肢冷，血压偏低，本次输液后更是雪上加霜，纳食差，二便尚可，舌淡红，苔薄白，脉象沉细无力。处四逆汤：黑附片20g，干姜20g，炙甘草

15g，葱白 4 寸为引，5 剂。上方嘱病人以武火烧开，文火水煎 50min 后方可服用。摘自：《宋阳经方医案·阳虚发热》

2. 滑伯仁医案：一人，七月内病发热。或令其服小柴胡汤，必 26 剂乃安。如其言服之，未尽 2 剂，则升散太过，多汗亡阳，恶寒甚，肉瞤筋惕，乃请滑诊视。脉细欲无，即以真武汤进七八服，稍有绪，更服附子七八枚乃愈。摘自：《名医类案·伤寒门》

# 喘咳

【原文】《素问·调经论》："气有余，则喘咳上气。"

【释义】《内经》喘证涵盖诸多因素引起的喘息、上气、喘喝、喘咳、喘促。此喘咳实证，病机在于病邪袭肺或肺气自病致肺气上逆。外邪袭肺者，如《素问·太阴阳明论》曰："……犯虚邪贼风者，阳受之……阳受之则入六府……入六府则身热不时卧，上为喘呼。"《灵枢·五邪》曰："邪在肺，则病皮肤痛，寒热，上气喘，汗出，喘动肩背。"肺气自病者，如《灵枢·本脏》曰："肺高则上气肩息咳。"《素问·藏气法时论》曰："肺病者，喘咳逆气，肩背痛，汗出。"内生邪气犯肺者，如《素问·痹论》曰："肺痹者，烦满喘而呕；心痹者，脉不通，烦则心下鼓，暴上气而喘。"《素问·逆调论》曰："不得卧，卧则喘者，是水气之客也。"

【临床应用】

1.临床有咳嗽、喘息、呼吸急促、张口抬肩、喘鸣、两胁胀满等症状者，类似于慢性支气管炎、慢性阻塞性肺气肿等呼吸系统疾病。

2.临床有心烦、心下满痛、上气而喘、心悸、不能平卧、水肿、咯血等心痹症状者，类似风湿性心脏病、肺心病、心力衰竭等循环系统疾病。

**【案例】**

1. 沈才栋医案：洪某，女，56岁，1987年11月28日初诊。患咳喘五载，每遇气温转寒，而咳喘增剧，今值初冬，气温骤降，宿恙举发，昼夜咳喘，不能平卧，痰多稀薄，形寒背冷，面色㿠白，肢末欠温，溲短便溏，苔白滑润，脉沉细滑，证属脾肾阳虚，水气犯肺之候，以真武汤加味，药用：茯苓15g，生姜、干姜、白术、制附子、白芍各10g，细辛、五味子各3g。服5剂后咳喘大减，诸症亦趋缓解，守效方共服20余剂告瘥，后予香砂六君丸调治一冬，以资巩固。摘自：《伤寒名医验案精选·咳喘》

2. 赵守真医案：张某，男，48岁。自幼有咳喘痼疾，每值隆冬辄发，困苦异常。今冬感寒增剧，咳嗽喘急，短气痞闷，腹下动悸，气自少腹上冲心，倚息不得卧。医认为脾肺虚寒，气不固摄，疏桂苓甘味姜辛汤，服5剂无变化。又以苓桂术甘汤加苏子、干姜，仍无进展。因时经月余，身体日虚，大有难于支持之势，改延余治：其人清瘦，脉细微，手足清冷，咳喘不卧，痰多气促，声低息短，能坐不能起，起则振振欲擗地，气时上冲，幸神志清明，能食粥半盂，胃气尚在，病虽险恶犹可无虑。按其证乃脾、肺、肾三经皆虚，盖肺虚则痰不能化，脾虚则湿不能运，肾虚则气逆而不能藏，是喘咳短气之成因。前医用苓桂诸汤，皆从脾、肺二脏着眼，唯于肾脏尚欠顾及。因用真武汤温阳利水，加姜、辛、味暖肺敛气，加枸杞子、益智仁、补骨脂补养肾元，许以10剂可愈，讵知病不少减。寻思前方由于脾肺之药为多，温肾之药稍少，况古人有久病及肾与标在肺本在肾之说，虽肺为贮痰之器，脾为生痰之源，而肾司蒸化，实居于首要地位。乃将真武汤加重分量：茯苓24g，白术15g，附子9g，芍药12g，另用都气丸18g分2次吞送。又进5剂，病如故。本证为脾、肺、肾虚寒，原无疑义，如药不对症，当有他变。今若此，其亦踵前医药轻病重之覆辙欤？又忆黑锡丹大温脾肾，镇纳元阳，为虚寒喘促之圣药，喻嘉言、陈修园辈极赞其功。如是再以真武汤改配黑锡丹，每次9g，日进2剂，当晚喘减气平，能睡1~2h。次日复诊，脉起有力，喘咳大减。嘱原药再进，持续半月，诸症皆退，精神转好。后以肾气丸、六君子汤加补骨脂、胡芦巴间服调理复元。摘自：《赵守真医案·喘证》

# 肺咳

**【原文】**《素问·咳论》："皮毛者肺之合也。皮毛先受邪气，邪气以从其合也。其寒饮食入胃，从肺脉上至于肺，则肺寒，肺寒则外内合，邪因而客之，则为肺咳。"

**【释义】**形寒饮冷，内外合邪，则为肺咳。《素问·咳论》："肺咳之状，咳而喘息有音，甚则唾血。"又，肺咳为十咳（风咳、寒咳、支咳、肝咳、心咳、脾咳、肺咳、肾咳、胆咳、厥阴咳）之一。《诸病源候论·咳嗽病诸候》："七日肺咳。咳而引颈项，而唾涎沫是也。"

**【临床应用】**

1. 因寒所致者，用麻黄汤。

2. 肺虚有火者，用泻白一物汤、人参补肺汤。

3. 外寒内饮者，用小青龙汤加减。

**【案例】**

1. 丁甘仁医案：邓左，形寒饮冷则伤肺，畏寒咳嗽，头胀骨楚，纳少泛恶，脉浮滑，苔白腻。辛温散邪治之。净麻黄1.5g，光杏仁9g，象贝母9g，前胡4.5g，仙半夏6g，橘红2.4g，茯苓9g，炒枳壳3g，苦桔梗3g，紫菀4.5g。摘自：《丁甘仁医案·咳嗽案》

2. 陈瑞春医案：一名5岁患儿，其经常咳嗽，早晚空气寒冷咳嗽增剧，咳甚伴微喘，无痰，夜间咳嗽影响睡眠，饮食稍减，二便正常，脉浮缓，舌薄白润，拟疏风散寒，宣肺止咳。方拟三拗汤加味：炙麻黄 3g，杏仁 5g，桔梗 5g，僵蚕 3g，苏叶 5g，浙贝母 5g，炙甘草 3g。每日 1 剂，水煎分 2 次温服。嘱其忌油腻。服上药 5 剂，一周后复诊，咳嗽基本控制，惟轻微几声咳嗽，夜能安卧，饮食正常，惟有咽喉干痒稍痛，脉浮缓，舌薄润。守原方去麻黄，加射干 6g，嘱服 3 剂。上药服完，其病如失，无任何不适。摘自：浅析形寒寒饮则伤肺咳，《辽宁中医杂志》2007 年第 3 期

# 呕胆

【原文】《灵枢·四时气》："善呕，呕有苦，长太息，心中憺憺，恐人将捕之；邪在胆，逆在胃，胆液泄，则口苦，胃气逆，则呕苦，故曰呕胆。取三里以下胃气，逆则刺少阳血络，以闭胆逆，却调其虚实，以去其邪。"

【释义】呕胆即呕吐苦水。《灵枢·邪气脏腑病形》："胆病者，善太息，口苦，呕宿汁，心下憺憺恐人将捕之，嗌中口介介然，数唾，在足少阳之本末，亦视其脉之陷下者灸之，其寒热者取阳陵泉。"

【临床应用】

1. 因外感时邪，邪犯少阳阳明所致者，症见潮热，胸闷太息，脉弦数或洪大，用柴胡清胆汤、葛根清胃汤。

2. 因恼怒伤于肝胆所致者，症见胁肋胀痛，胸闷太息，或见目黄，脉弦数，偏虚者用人参小柴胡汤，偏实者用家秘清胆汤，挟食者用干葛平胃散，挟痰者合用二陈汤。

【案例】

1. 陈宝贵医案：王某，女，56岁，胆汁反流性胃炎、胆汁反流性食管炎病史5年。平素易怒，每于情绪波动后出现胃脘部灼痛、反酸，嗳气得舒。今因家庭琐事致胃病复发，胃脘部痞满不适，烧心反酸，喜按喜揉，口干口苦，大便不畅，舌红苔薄黄腻，脉弦。处方：党参10g，山药

15g, 白术 10g, 白芍 15g, 厚朴 10g, 枳实 10g, 佛手 10g, 川楝子 10g, 郁金 10g, 乌贼骨 15g。水煎服，每日 3 次。7 剂后复诊，诸症大消，仍有大便干结难解，舌红苔薄腻，脉弦。前方去乌贼骨，加大黄，再予 7 剂病愈。摘自：陈宝贵临证经验标本兼顾治胆汁反流性胃炎，《中国中医药报》2013-9-25

2. 许宣医案：治一儿十岁，从戏台倒跌而下，呕吐苦水，绿如菜汁。许曰：此胆倒也，胆汁倾尽则死矣。方用温胆汤加枣仁、代赭石，正其胆腑。可名正胆汤，一服吐止。摘自：《医学衷中参西录·薯蓣半夏粥》

3. 杨继洲医案：食不下，内关、鱼际、三里；心腹胀满，绝骨、内庭；胀而胃痛，膈俞；胃腹膨胀，气鸣，合谷、三里、期门；心痛食不化，中脘；胃脘痛，太渊、鱼际、三里、两乳下各一寸、膈俞、胃俞、肾俞；支满不食，肺俞；振寒不食，冲阳；胃热不食，下廉；胃胀不食，水分；翻胃先取下脘，后取三里、胃俞、膈俞、中脘、脾俞；不能食，少商、三里、然谷、膈俞、胃俞、大肠俞；不嗜食，中封、然谷、内庭、厉兑、隐白、阴陵泉、肺俞、脾俞、胃俞、小肠俞；胃热，悬钟；胃寒有痰，膈俞。摘自：《针灸大成·心脾胃门》

# 飧泄、肠澼

**【原文】**《素问·太阴阳明论》："食饮不节，起居不时者，阴受之。……阴受之，则入五藏。……入五藏，则满闭塞，下为飧泄，久为肠澼。"

**【释义】**泻之与痢本为同类，但泻浅而痢深，泻轻而痢重。泻由水谷不分，出于中焦；痢以脂血伤败，病在下焦。《素问·脏气法时论》云："脾病者……虚则痛满肠鸣，飧泄食不化。取其经，太阴、阳明、少阴血者。"《素问·至真要大论》又说："少阴之胜……腹满痛、溏泄，传为赤沃。"《素问·生气通天论》："因而饱食，筋脉横解，肠澼为痔。"

**【临床应用】**

1. 飧泄又名鸡鸣泄、五更泄等，相当于慢性结肠炎、吸收不良综合征等。

2. 肠澼相当于急慢性痢疾、急性阿米巴肠病、慢性非特异性溃疡性结肠炎、慢性肠炎、痔疮等。

**【案例】**

1. 麻瑞亭医案：寇某，女，14岁，西安市人。1980年4月12日初诊。其父代诉：胃痛腹泻，4个月。呕吐消瘦，2个月。1979年12月，因食生冷食物，致使胃脘疼痛，腹泻稀便，逐日加重。近两月来，食后即吐，嗜睡纳呆，每天仅能强食 1~3 两，四肢酸软无力，明显消瘦，某医院诊断为吸收不良综合征、小肠吸收不良、部分胃扭转。屡经中西医治疗无效，卧床不起，被迫停学，因慕名求治于麻瑞亭。面色萎黄，形体消瘦，体重 32.5kg，精神萎靡，下肢肿胀，脉细濡、沉，关寸较大，苔薄白。辨证：脾虚胃逆，大肠不敛。诊断：吸收不良综合征。治则：健脾疏肝，敛阴止泻。方药：云茯苓 9g，炒白术 9g，炒杭药 9g，粉丹皮 9g，上肉桂 5g，大党参 12g，赤石脂 12g，炒干姜 6g，煨肉蔻 4g，炙米壳 4g，乌梅 3 枚。3 剂，水煎温服。4 月 15 日复诊：药后思食，仍呕吐泛酸，四肢欠温。脉细濡、右关寸略大，舌尖红、苔薄白。上方加川黄连 5g，5 剂，水煎温服。4 月 19 日三诊：服药 2 剂后，呕吐脘痛已止，大便正常，思食善饥，日食 6 两，精神好转。脉细濡、关寸略大，舌苔白薄腻。原方加川黄连 3g，10 剂，水煎温服。5 月 31 日四诊：复学三周，精神食纳均佳，日进食 1 斤半，二便正常，体重 43.5kg。脉细濡、关寸较大，苔白腻。原方加川黄连 3g，10 剂，水煎温服。7 月 12 日五诊：精神食纳均佳，二便正常，体重 48.5kg。脉细濡、关寸较大，苔白腻。乌梅丸 2 盒，每次 1 丸，每日 2 次，以善后。随访至今，未复发。

摘自：《麻瑞亭治验集·内科病证》

2. 路志正医案：患者某，女，40 岁，2001 年 2 月 23 日初诊。山西大同郊区农民。于 4 年前出现小腹疼痛，大便溏薄带脓液，肛门下坠，渐至腰酸，并伴有多汗。近 1 年小便淋漓不畅，月经前期，色暗黑有块，白带量多为黄色或粉红色脓性物。经某医院检查，尿细菌培养为白色念珠菌、链球菌生长。经西医抗菌消炎及激素治疗无效，中医多处诊治疗效不显。病情久延，精神压力巨大，心烦急躁，恐惧异常，而来我院门诊。诸症如上述，诊见：面色晦滞、两颧浮红，舌体瘦、质淡、苔薄腻水滑，脉沉滑。中医诊断：肠澼、带下兼湿热毒淋。证属湿热日久成毒，蕴结肠胃，注于下焦，带脉不固，正气不足。治以健脾益气、燥湿清热兼以解毒。太子参 10g，生黄芪 15g，炒苍术、白术各 15g，土茯苓 20g，萆薢 15g，炒薏苡仁 15g，桃仁、杏仁各 10g，败酱草（包）15g，车前子（包）15g，苦参 6g，盐黄柏 9g，广木香 10g，白头翁 12g，醋香附 10g。7 剂，水煎 2 次，分 3 次温服。第 3 煎去渣，分 4 次熏洗阴部，注意清洁，勿烫伤。2001 年 3 月 9 日二诊，药后小腹疼痛缓解，小便见畅，但停药则发作。心烦急躁、恐惧感、汗出等症减少，带下仍为脓性色黄，大便呈脓性黏滞不爽，每日 2 次，小便黄赤，面色浮红。舌淡苔薄腻，脉沉滑。既见机转，宗前法。上方进退：太子参 10g，生黄芪 15g，炒苍术、白术各 15g，土茯苓 20g，萆薢 15g，炒薏苡仁 15g，败酱草 15g，车前子（包）15g，苦参 6g，盐黄柏 9g，木香（后下）10g，白头翁 12g，醋香附 10g，秦皮 10g，生牡蛎（先煎）20g，7 剂，水煎服，第 3 煎去渣熏洗阴部。2001 年 3 月 17 日三诊，小腹隐痛、喜按，口干、心烦、胃纳欠馨，小便灼热短黄，大便稀黏，脓液减少，带下量多、色黄，较前质稀，舌淡红、苔薄白，脉沉细。治以健脾益气、清热化湿。党参 10g，生黄芪 18g，炒苍术、白术各 15g，土茯苓 20g，萆薢 12g，猪苓 15g，车前子（包煎）15g，炒黄柏 10g，白头翁 12g，秦皮 10g，败酱草 15g，木香（后下）10g，益智仁（后下）9g，甘草 6g。14 剂，水煎服，第 3 煎去渣外洗。

2001 年 4 月 27 日四诊，药后症状减轻，小便通畅，白带减少，大便无黏液，小腹坠胀但不疼痛，已停用激素。头顶有重压坠感。舌体瘦质淡，苔薄白，脉沉细小弦。治以升阳除湿、健脾温肾，佐以和血调气。天麻 6g，炒蒺藜 12g，炒荆芥穗 9g，藁本 6g，炒苍术、白术各 15g，炒山药 15g，车前子（包）15g，土茯苓 20g，败酱草 15g，丹参 15g，川芎 10g，乌药 10g，广木香（后下）10g，生龙骨、牡蛎各（先煎）20g。12 剂，水煎服，第 3 煎外洗阴部，防止烫伤。2001 年 5 月 25 日五诊，白带又减，质黏稠，色淡黄，大便成形，已无黏液，小腹下坠亦杳，小便正常，纳食增加，精神见振，舌淡苔薄白，脉沉弦小滑。治以益气养阴、除湿解毒。太子参 12g，黄精 10g，南沙参 12g，麦冬 10g，莲子肉 15g，地骨皮 10g，赤茯苓 12g，生黄芪 15g，炒白术 12g，益智仁（后下）9g，败酱草 15g，炒白芍 12g，炙甘草 6g，醋香附 10g。12 剂，水煎服，日 1 剂。蛇床子 15g，白矾 6g，苦参 9g，马鞭草 15g，黄柏 9g，甘草 6g。14 剂，水煎，先熏后洗阴部，注意清洁，防止烫伤。迭经 3 个月治疗，终得痊愈。摘自：路志正医案 2 则，《世界中医药》2010 年第 2 期

# 痛闭、虑瘕

【原文】《素问·举痛论》："热气留于小肠，肠中痛，瘅热焦渴，则坚干不得出，故痛而闭不通矣。"

【释义】小肠主液，大肠主津。小肠热气消烁，大肠津液不足，发为便秘。甚者发为伏瘕，《素问·气厥论》："小肠移热于大肠，为虑瘕，为沉。"便秘不通、腹痛、有形聚集，故曰虑瘕。

【临床应用】

1. 津液不足便秘，调胃承气汤。

2. 郁热实结伏瘕，小承气汤。

【案例】

1. 周铭心、蔡新荣医案：王某某，女，68岁，退休工人。1995年2月18日初诊：左少腹阵发痉挛性疼痛两月。病人向有心烦股赤、脐腹时痛之症，两月前曾服"氟呱酸"等药，症状消失，却转为左少腹抽掣挛痛。诣诊西医，查血白细胞 $42 \times 10^9$ / L，中性65%，结肠镜检报告为"乙状结肠癌待除外"。嘱其定期复查，未行特殊治疗。病人转诊中医，有以承气汤法治之者，10余剂未应，遂来就诊。见病人面容痛苦，以手护于左下腹，屈腰弓背，由邻人搀扶而行。询知其病阵发，发则抽痛难忍，触之有块，状如条索，持续数10分钟方休，而条块亦随之变小；日发数次，夜司不发；服元胡止痛片等不能缓解。发病以来，大便秘结，旬日始得一行，粪如栗状，时杂脓血其间。腹诊：左少腹拒按，未见明显包块，余部柔软。脉弦紧，舌暗红、苔白腻而干。认作小肠蕴热，下移大肠，与气血交给，蛰伏不去，发为"虑瘕"。直清热达滞、调和气血，为疏芍药汤合痛泻要方加减：白芍、威灵仙、马齿苋各30g，当归、黄芩、白术各10g，炙甘草、木瓜、败酱草各15g，制川军（同煎）、防风各12g，陈皮、木香各6g。3剂，水煎服。2月23目二诊：1剂药后，腹痛大减；取竟3剂，疼痛消失，惟觉左下腹时有拘急跳动。三日来软便4次，未见脓血。脉弦细，苔白腻欠津。伏邪大挫，余热未尽，气机待复。再予调和清疏，原方小其制：白芍30g，威灵仙、马齿苋各15g，白术、木瓜各12g，防风、黄芩、川楝子各10g，制川军（同煎）3g，败酱草18g，青皮6g，木香4.5g。5剂，水煎服。3月2日三诊：腹痛及腹部拘急未再出现，大便两日一行稍干，时觉悲伤欲哭。据诉数年间常有此症，两个月前因少腹痛发，原症若失，近日腹痛既去而悲哭复来。脉小滑，舌苔薄白微腻。疏肝解郁养心，佐以清润大肠：当归、柏子仁、合欢皮、茯苓、天花粉各12g，白芍15g，柴胡、薄荷、木香、玫瑰花各6g，郁金、炙甘草各10g，马齿苋20g。7剂后悲伤乃止，诸恙悉平。随访迄今未发。摘自："虑瘕"证治，《新疆中医药》1997年第2期

2. 史香平、张雷风、李西方医案：李某某，女，55岁，农民，住院号01670，1994年2月29日因肺源性心脏病住我院内科。10余天未解大便，少腹部硬满疼痛，拒按，烦躁不安，喘促气急，口干，舌红无苔。按上法（取食醋适量，

加热煮沸后即加入芒硝90g调匀，此为1次量，敷于神阙穴，外用塑料纸1层覆盖即可）治疗，敷药5min后，即有便意，后顺利排出2次稀便，并混有硬粪块6粒，共约1000mL，病人腹软神安。摘自：芒硝外敷治疗便秘21例，《新中医》1995年第4期

# 漏泄

【原文】《灵枢·营卫生会》："黄帝曰：人有热，饮食下胃，其气未定，汗则出，或出于面，或出于背，或出于身半，其不循卫气之道而出，何也？岐伯曰：此外伤于风，内开腠理，毛蒸理泄，卫气走之，固不得循其道。此气慓悍滑疾，见开而出，故不得从其道。故命曰漏泄。"

【释义】本病由于感受风邪，腠理开疏，复因热食之气蒸泄所致。主症为热饮食入胃，随即汗出，或出于面，或出于背，或出于半身。

【临床应用】

1.《证治要诀》云："胃气不固，荣血漏泄，宜黄芪建中汤加浮麦少许。"

2.汗为心之液，心阳不足汗液漏泄失固，治以保元汤。

【案例】

1.刘渡舟医案：崔某某，女，51岁。患自汗证10多年，屡经中西医治疗而不愈。患者每日自汗出不止，浸湿内衣，每日换衣3~4次，一年四季皆如此。上半身汗出多于下半身，左半身汗出甚于右半身，稍有劳作更甚。伴有恶风，肢体屈伸不利。其人体态肥胖，但终日感觉体疲乏力，舌质淡嫩，苔白而脉缓，辨为阳虚漏汗证，用桂枝加附子汤。服前3剂时有奇特的反应，每次服药后约1h，自觉全身皮里肉外有一种如雪溶化般的感觉。服第 4 剂药后，周身皮肤进而出现针刺般的疼痛感觉，2h 后，疼感消失，顿觉舒适无比。3 剂药服尽，而十年之自汗已止，用桂枝汤加黄芪、白术各 10g 善后全愈。摘自：《刘渡舟经方医案·漏汗案》

2. 潘江涛医案：1963 年冬，一八旬妇。两腋汗出，日渐加剧，昼夜不分，迁延月余，甚至频换上衣，苦不胜言，神疲消瘦，卧床不起。家人曰后事齐备，请脉之是否临终近矣。笔者视之，双目尚有神，六脉冲和有根，生机未绝。"汗为心之液"，汗在两腋，为心液外泄于心经所循之处，实属心阳不足，汗液漏泄失固。急以保元汤加附片、五味子，效如桴鼓。三剂得安，六剂康复。古曰："不畏津伤，只怕阳亡。"今以保元汤加附子、五味，促其阳生阴守，亦理所当然之事。摘自：医案六则，《辽宁中医杂志》1981 年第 3 期

# 寝汗

【原文】《素问·脏气法时论》："肾病者，腹大胫肿，喘咳身重，寝汗出，憎风。"

【释义】寝汗，眠中出汗，即盗汗。《素问·六元正纪大论》："太阳所至为寝汗，痉。"王冰注："寝汗，谓睡中汗发于胸嗌颈腋掖之间也。"

【临床应用】

1. 心衰水肿、血瘀、喘咳、不得卧，其肿咳多认为系肾虚水泛所致，此论对后世医家影响颇深，多宗此肾水说。

2. 盗汗亦有由阳虚所致者。阳虚之人，卫阳也虚，每当入睡之后，卫气行于阴分，则表阳更虚，肌肤腠理开泄，津液不能内守，外泄而为盗汗，当人醒时则阳气复散于表，腠理固密，盗汗自止。

【案例】

1. 李鸿亮医案：游某，男，60岁，于2006年7月来诊。患冠心病多年，近年来出现右心功能不全，常服地高辛、利尿剂等，症状时好时坏。查：形体较胖，动则气喘，时有胸闷，纳差便干，气怯溲长，双下肢水肿，舌质淡，苔白滑，脉沉细。辨证为关元不固，肾虚不纳。治以补肾纳气定喘。处方：红参90g，熟地120g，山萸肉15g，五味子12g，牛膝30g，丹参30g，砂仁15g，沉香（后下）12g，防己 6g，生黄芪 30g，肉桂 3g，胡桃肉 30g。5 剂，每剂以水1600mL，文火煎至 600mL，每次 200mL，日服 3 次。服完5 剂，症状明显减轻，食纳增加，便畅溲减，活动轻微气喘。宗上方加减，每周服药 2 剂，坚持 2 年。症状基本消失。摘自：定喘神奇丹治矽肺及心衰举隅，《中国中医药报》2010-5-1

　　2. 姚古渔医案：寐中汗泄，是谓寝汗，形寒畏冷，卫阳疏也。法拟固阳实表，用玉屏风加味。黄芪、防风、白术、党参、茯神、龙骨、牡蛎、白芍、稽豆衣、橘白、浮小麦。二诊：汗泄较少，夜寐欠适。前法出入。黄芪、水生地、归身、白术、白芍、血丹参、枣仁、茯神、稽豆衣、牡蛎、浮小麦。摘自：《湖州十家医案·姚古渔医案·寝汗》

# 解㑊

【原文】《素问·玉机真脏论》："帝曰：冬脉太过与不及，其病皆何如？岐伯曰：太过则令人解㑊，脊脉痛而少气，不欲言；其不及则令人心悬如病饥，眇中清，脊中痛，少腹满，小便变。"

【释义】解者，懈怠而肢体不收也。㑊者，形迹困倦也。眇中者，季胁下空软处。冬脉太过与不及，其病在肾。肾脉贯脊属肾络膀胱，故为脊痛、腹满、便变诸症。

【临床应用】

1. 解㑊由肝肾亏虚，见懈怠安卧、脊痛胫酸、少气脱肉等症状。

2. 解㑊也可以由于火亏，水寒土湿木郁，见心悬如饥、少腹满、小便癃闭等症状。

【案例】

1. 韦继贤医案：沙某某，女性，36 岁，干部。1965 年 3 月 26 日初诊：腰胯疼痛 1 年多。病人共生育 10 胎，由于生育过多以致身体渐渐衰弱，腰胯酸痛逐渐加重已年余，甚则坐、立及活动均感困难，伴有下肢沉重疼痛，少腹发凉，常有下肢肌肉挛急，失眠，头痛，月经周期正常，但色紫黑有块，白带多，面色晦暗，精神疲倦，舌质淡红无苔，声息低弱，六脉皆沉细无力。印象：肾虚腰痛，此系生育过多，损伤肾气，以致胞宫虚寒引起。治则：补肾助阳、温胞宫、散寒。处方：菟丝子 24g、巴戟天 12g、芡实 20g、淡附子 9g、川桂枝 10g、炒杜仲 9g、鹿角霜 15g、川牛膝 9g、沙苑子 24g、何首乌 12g、小茴香 9g、川草薢 9g。5 剂。用法：水煎 300mL，一日分 2 次温服。1965 年 1 月 1 日二诊：药后腰胯稍感温暖，疼痛减，舌脉同前，嘱续服前方 5 剂。1965 年 4 月 6 日三诊：服上方有效，腰胯疼痛明显减轻，其他症状亦有好转。处方：上方加淫羊藿 24g，再服 5 剂。1965 年 4 月 11 日四诊：服药后腰痛大减，少腹已不觉冷，精神亦见好转，舌淡红、苔薄白，脉象较前有力。嘱再进上方 5 剂。1965 年 4 月 18 日五诊：共服中药 20 余剂，诸症消失，体力及精神均佳，已恢复正常工作。数月后随访，病人腰胯痛未犯，仅在过度劳累后有轻度腰酸感。摘自：韦继贤医案三则，《山东中医杂志》1981 年第 1 期

2. 张聿青医案：某，痰饮多年，加以病损，损而未复，气弱不运，饮食水谷尽化为痰，以致气喘肿发，两月方定。今神情委顿，肢体疲软，吸气则少腹触痛。脉细濡而苔白无华。呼出之气，主心与肺，吸入之气，属肝与肾，一呼一吸，肺肾相通之道，必有痰阻，诚恐损而不复。川桂枝、炒苏子、制半夏、炒杜仲、旋覆花、生香附、云茯苓、炒牛膝、杏仁泥、蛤壳、广橘红、菟丝子（盐水炒）。摘自：《张聿青医案·虚损》

# 恶血

【原文】《素问·缪刺论》："人有所堕坠，恶血留内，腹中满胀，不得前后，先饮利药。此上伤厥阴之脉，下伤少阴之络。刺足内踝之下、然骨之前血脉出血，刺足跗上动脉；不已，刺三毛上各一痏，见血已，左刺右，右刺左。善悲惊不乐，刺如右方。"

【释义】跌打损伤之证，留者攻之，内外兼治。

【临床应用】

1.内伤证，堕坠所致脏腑损伤，瘀血内蕴。

2.内伤证，恶血留滞，壅塞于经道，瘀血不去则新血不生。

3.内伤证，络脉损伤，久治不愈，陈伤反复发作。

【案例】

1. 王华颖医案：张某，男，56 岁，1990 年 10 月 13 日诊。患者在昨日傍晚，因纠纷被木棍猛击膝部后，当即摔倒，不能行走，于今日上午前来诊治。查患者左膝肌肤青紫，肿胀严重，压痛明显，关节活动受限。处方：大黄、苏木、芒硝各 60g，甘草 30g。水煎擦洗患处。日 3 次，每次 30min。连洗 2 日，肿消痛止，行走如常。摘自：调胃承气汤新用，《新中医》1993 年第 3 期

2. 患者，男，38 岁，2003 年 6 月 8 日来诊。自述因骑摩托车不慎跌伤左胸部，当即疼痛，吸气时疼痛加重。查体：

左胸腋中线处第 6~10 肋骨压痛（＋）。X 线片示：左侧第 6~10 肋骨骨折。治以活血消瘀、行气止痛。加味复元活血汤：柴胡 15g，天花粉 9g，当归 9g，红花 6g，甘草 6g，穿山甲（炮）6g，大黄（酒浸）30g，桃仁（酒浸）7g，元胡 30g，金铃子 30g，乳香 10g，没药 10g。5 剂水煎服。5 日后复诊，肿消大半，自述疼痛明显减轻，嘱上药继服 3 剂后，肿消痛止，呼吸如常。摘自：加味复元活血汤治疗早期肋骨骨折 126 例，《中华现代临床医学杂志》2006 年第 8 期

3. 刘保和医案：严某，男，26 岁，军人，2009 年 3 月 22 日初诊。患者头痛，自 2008 年 11 月份部队"拉练"之后出现，喜按后脑，两眼发困，两耳发热，纳可，寐可，二便正常，舌质暗苔薄白，脉细涩。敲击右胁肋牵引剑突下痛。询问病史，知 5 年前因训练，鼻子受过外伤，鼻骨骨裂 2 次。处方：当归、生地、桃仁、红花、赤芍、枳壳、桔梗、柴胡、怀牛膝各 10g，川芎、炙甘草各 6g，7 剂，水煎服，每日 1 剂。2009 年 3 月 29 日复诊，头痛已减一半，余症均减，续服原方 7 剂，后因它病来诊，知此病已愈。摘自：刘保和应用血府逐瘀汤验案，《中国中医药报》2010-1-16

# 出血

【原文】《灵枢·百病始生》：*"阳络伤则血外溢，血外溢则衄血；阴络伤则血内溢，血内溢则后血。"*

【释义】衄血是指鼻、齿龈、耳、舌及肌肤等处不因外伤而出血的病证，有鼻衄、齿衄、耳衄、舌衄、肌衄的区别；血外溢也包括吐血、咯血等。后血，此指前后二阴出血，包括溺血、便血、痔疮出血等。

【临床应用】

1. 血外溢，宜使用生石膏、栀子、丹皮、熟大黄、白茅根等清降气火。

2. 血内溢，宜使用熟地黄、附片、山茱萸、旱莲草、鹿角霜等温摄精血。

3. 无论血向上向下，外溢内溢，均须结合脏腑论治。

【案例】

1. 范文虎医案：林某，吐血盈盆，脉沉，舌淡白，气虚血脱之候。温则生，寒则死，生死自取。西党参 2.4g，冬术 30g，姜炭 6g，炙甘草 9g，附子 9g，茯苓 9g，童便 2 杯。二诊：吐血已减。附子 9g，党参 15g，白术 15g，甘草 6g，炮姜 6g，三七 3g，真阿胶 6g。三诊：血止。附子理中汤中当归 9g。摘自：著名老中医范文虎治疗吐血医案选，《上海中医药杂志》1984 年第 9 期

2. 麻瑞亭医案：杨某，男，36 岁，河南省开封市某厂工人，1974 年 2 月 18 日初诊。自诉：患再生障碍性贫血 3 个月。头昏耳鸣，心慌气短，乏困无力，经常鼻衄，牙龈出血，午后发热，体温稍高。1973 年 11 月，自觉全身乏力，1974 年元月 6 日，因牙龈出血不止，精神萎靡，心悸气短，而住当地医院治疗，确诊为再生障碍性贫血。经输血、中西药治疗无效，因慕名来西安求治于麻瑞亭。诊查：血虚貌，神志清，精神差，未见出血点及瘀斑。体温 38.9℃ ~39.2℃。查血：血色素 22g/L，网织红细胞 0.5%，红细胞 $0.1 \times 10^9$/L，白细胞 $4.5 \times 10^9$/L，中性 42%，淋巴 58%，血小板 $54 \times 10^{12}$/L。脉细濡、稍革、滑动、关寸大，舌苔白涩腻。辨证：中气虚败，肝脾不升，肺胃不降，上热下寒，精血不藏。诊断：再生障碍性贫血。治则：健脾舒肝，清肺和胃，温肾潜阳，滋益精血。处方：云茯苓 9g，炒白术 9g，炒杭芍 15g，上肉桂 6g，生地炭 30g，全当归 12g，炒杏仁 9g，山萸肉 15g，法半夏 9g，覆盆子 15g，贡阿胶（烊化）9g，煅磁石 12g，柏叶炭 12g，北沙参 12g，制附片 9g，炒干姜 9g，红人参（另煎）9g，三七粉（分 2 次冲服）3g。5 剂，开水煎服。收住院。3 月 29 日：服药 30 剂后，精神好转，食纳增加，体温正常，可下床活动。脉细濡、稍数、关寸较大，舌苔白、根腻。2 月 18 日方改炒杭芍为炒赤芍 15g，去柏叶炭、煅磁石、制附片，减红人参为 6g，5 剂，水煎温服。11 月 27 日，8 个月来，患者病情日渐好转，精神佳，食纳增，两腿已有力，身上时有出血点，牙龈时出血。据脉证，曾先后在原方中加潞党参、广陈皮、女贞子、枸杞子、桂圆肉、炒白及、炒杜仲、补骨脂、柏子仁、炙米壳、棕榈炭等药；

输血 5 次，共 1000mL。12 月 26 日：无明显不适。查血：血色素 79g/L，网织细胞 1.2%，红细胞 $4 \times 10^{12}$/L，白细胞 $77 \times 10^9$/L，血小板 $65 \times 10^9$/L。脉细濡、稍紧、关寸略大，舌苔白薄腻。患者自 1974 年 2 月 18 日入院，住院 11 个月，自觉症状消失，血常规基本正常，12 月 29 日基本痊愈出院。

摘自：《麻瑞亭治验集·肌衄》

　　3. 丁甘仁医案：赵左，溺血之症，痛者为血淋，不痛者为尿血，肾阴不足，君相之火下移小肠，逼血下行，小溲带血，溺管不痛，脉象细小而数。王太仆曰：壮水之主，以制阳光。当宜育坎藏之真阴，清离明之相火。大生地 9g，抱茯神 9g，小川连 1.2g，蒲黄炭 9g，粉丹皮 4.5g，玄武版 12g，生甘草 1.8g，生白芍 6g，淮山药 9g，阿胶珠 9g，黄柏炭 3g，藕节炭 2 枚。摘自：《丁甘仁医案·溲血案》

# 不得卧

【原文】《素问·逆调论》："帝曰：人有逆气，不得卧而息有音者；有不得卧而息无音者；有起居如故而息有音者；有得卧，行而喘者；有不得卧，不能行而喘者；有不得卧，卧而喘者；皆何藏使然？愿闻其故。岐伯曰：不得卧而息有音者，是阳明之逆也，足三阳者下行，今逆而上行，故息有音也。阳明者，胃脉也，胃者六府之海，其气亦下行，阳明逆不得从其道，故不得卧也。《下经》曰：胃不和则卧不安。此之谓也。夫起居如故而息有音者，此肺之络脉逆也。络脉不得随经上下，故留经而不行，络脉之病人也微，故起居如故而息有音也。夫不得卧，卧则喘者，是水气之客也；夫水者，循津液而流也，肾者，水藏，主津液，主卧与喘也。"

【释义】上、中、下三焦的主要脏腑气逆与哮喘的关系，其中有阳明气逆所出现的"不得卧而息有音者"，有肺络气逆所出现的"不得卧，卧则喘者"，有肾虚水逆所出现的"不得卧，卧则喘"。

【临床应用】

1.《灵枢·邪客》云："补其不足，泻其有余，调其虚实，以通其道，而祛其邪。饮以半夏秫米汤一剂，阳明已通，其卧立至。"

2. 肺肾之喘此不多言。胃气不下行转而上逆，并迫肺气亦上逆即可作喘，《赤水玄珠》称此种原因引起的喘证为"胃喘"。《素问·评热论》曰："不能正偃者，胃中不和也。正偃则咳甚，上迫肺也。"

【案例】

1. 周炜医案：王某，男，3 岁，1987 年 8 月 16 日初诊。咳嗽三月余，中西医药治疗不效。刻诊：咳嗽，气喘，喉间痰鸣，甚则憋闷，咳末无回声，纳谷不香，舌淡，苔薄腻，脉细。证属病久伤正，中气既伤，痰气阻于气道。治以和胃降逆化痰，予旋覆代赭汤。3 剂而喘大减，痰亦少，唯纳谷仍少，苔薄，脉细。于前方加焦三仙各 10g，续 5 剂以善其后。摘自："胃不和则卧不安"源流探析，《河北中医》2007 年第 12 期

2. 刘兴武医案：朱女，48 岁，1988 年 5 月 21 日初诊。自诉：夜寐不安三月余。以养血安神片、柏子养心丸及西药（药物不详）治疗，然病益进。刻诊：卧不安席，心胸懊恼烦热，头烘热胀痛，注意力锐减，面赤唇干，口燥渴，气秽臭，时发口疮，便干溲黄。舌红，苔干黄，脉浮洪数。证属热扰胸膈，胃气不和。治以通泄郁热，清宣和胃。凉膈散化裁。处方：大黄、栀子、黄芩、连翘、豆豉、甘草、枳实、元明粉（冲）各 10g，薄荷 6g，水煎，日服 1 剂，6 剂寐安。

摘自：浅谈"胃不和则卧不安"，《北京中医》1995 年第 4 期

3. 胡国俊医案：某男，48 岁，2010 年 12 月 21 日初诊。患者支气管哮喘数年，四季均发，常服茶碱和激素。2 个月来控制不良，口服强的松 10mg，每日 1 次，兼服茶碱，并支气管解痉剂吸入，下午及夜间仍多发胸闷哮鸣，甚需端

坐呼吸，又加服酮替芬，就诊前日夜间仍有发作 3 次，口干，易汗出，鼻塞不通，无闻香臭，大便时溏，舌红有裂苔薄黏，脉细数。病机：气阴两虚，痰热蕴肺。治以宣肃清化，益气养阴。处方：南沙参 12g，五味子 9g，葶苈子 12g，黄芩 10g，贝母 12g，蝉蜕 10g，地龙 10g，山药 12g，玄参 15g，葛根 10g，冬瓜子 12g，谷精草 10g，密蒙花 10g，乌梅 10g，薄荷 10g，水煎内服 7 剂。二诊：哮鸣不显，时有胸部窒闷感，鼻塞渐减，咳痰色白，激素仍在运用中，守上方，继化内蕴之痰热，补益已伤之气阴，去谷精草、密蒙花、山药、葛根，加百合 15g，射干 10g，瓜蒌皮 10g，蛤壳 10g，淫羊藿 10g，7 剂，并嘱减激素按常规减量。三诊：诸症有减，舌脉同前，上方去射干，加乌梢蛇 10g，赤芍 10g，7 剂。半月随访，病情未见反复，偶有喷嚏，予轻清宣肃，化痰逐瘀以巩固，拟方：麻黄 6g，杏仁 10g，甘草 6g，谷精草 10g，蝉蜕 10g，赤芍 10g，大贝母 10g，黄芩 10g，补骨脂 10g，蜂房 10g，并嘱服用金水宝 3 ～ 6 月，改吸入激素，定期随访，酌情减药。摘自：胡国俊治疗难治性哮喘经验，《中医药临床杂志》2012 年第 1 期

# 目不瞑

【原文】《灵枢·邪客》："黄帝问于伯高曰：夫邪气之客人也，或令人目不瞑，不卧出者，何气使然？伯高曰：五谷入于胃也，糟粕、津液、宗气，分为三隧。故宗气积于胸中，出于喉咙，以贯心脉，而行呼吸焉。营气者，泌其津液，注之于脉，化以为血，以荣四末，内注五脏六腑，以应刻数焉。卫气者，出其悍气之慓疾，而先行于四末，分肉皮肤之间，而不休者也。昼日行于阳，夜行于阴，常从足少阴之分间，行于五脏六腑。今厥气客于五脏六腑，则卫气独卫其外，行于阳不得入于阴。行于阳则阳气盛，阳气盛则阳跷陷，不得入于阴，阴虚，故目不瞑。黄帝曰：善。治之奈何？伯高曰：补其不足，泻其有余，调其虚实，以通其道，而去其邪。饮以半夏汤一剂，阴阳已通，其卧立至。黄帝曰：善。此所谓决渎壅塞，经络大通，阴阳和得者也。"

【释义】目不瞑，又"不寐""失眠"，常以难以入寐，寐中易醒、醒后不易再眠或时寐时醒，或寐而早醒为临床表现。其生理机制为，卫气昼行于分肉皮肤之间，夜行于五脏六腑。天人合一，阴阳消长，夜间阴气盛则目瞑，白天阳气盛则醒寤。脏腑"厥气"，经络壅塞，营卫失调，阳不交阴，发为失眠。治法：补泻兼施，和调营卫，交通阴阳。

**【临床应用】**

1.五脏阴阳不和皆可导致失眠。补虚泻实,因势利导,扶助正气,驱邪外出,调和五脏阴阳,使机体恢复"阴平阳秘"的健康状态,是治疗失眠的根本法则。尤其要注重肝和心的作用。临床中大多病情复杂,两个或以上证型会夹杂重叠出现在同一个患者身上,应该灵活掌握。临证还要注重患者心理情绪的疏解,纠正不良生活习惯,才能取得良好的治疗效果。

2.合于昼夜阴阳节律的中药:或叶子昼挺暮垂,如紫苏;或花朵昼开夜合,如百合花、萱草;或叶子日开夜闭,如合欢、花生叶。具有引阳入阴、交通阴阳、治疗失眠的功效。合于四时阴阳节律的中药:如半夏其生当夏之半,夏枯草冬至后发生夏至时枯瘁。有交通阴阳、治疗失眠的功效。

**【案例】**

1.吴鞠通医案:秀氏,23岁。产后不寐,脉弦,呛咳。与《灵枢》半夏汤。先用半夏一两(30g)不应,次服二两(60g)得熟寐,又减至一两(30g)仍不寐,又加至二两(60g)又得寐,于是竟用二两(60g)。服七八贴后,以《外台秘要》茯苓饮收功。摘自:《吴鞠通医案·产后》

2.郭润英医案:患者男,68岁,2003年5月9日就诊。心烦不寐,似梦似醒4个月,每晚只能睡眠4小时。4个月前因饮食不节,又生气后胃脘痞满,纳差,嗳气,矢气臭,自服多酶片、维生素B、安神补脑液等药症状有所好转,但仍睡眠欠佳,梦多,胃脘胀,纳差,嗳气,大便正常,舌红苔白腻,脉滑。辨证为中焦食积,气郁化火,扰及心神。治当消积化食,清解安神。方选越鞠丸合半夏秫米汤加味，药用：川芎 10g，香附 10g，栀子 10g，神曲 30g，苍术 10g，法半夏 20g，秫米 30g，莱菔子 30g，甘草 5g。中药煎药机煎，1 剂中药煎 6 袋，每日早、晚、临睡前各服 1 袋。服药 10 剂后积消郁解，每晚安然入睡 7h，心神得安而病愈。摘自：半夏秫米汤加味治疗顽固性失眠体会，《实用中医药杂志》2007 年第 3 期

# 多卧

【原文】《灵枢·大惑论》："黄帝曰：人之多卧者，何气使然？岐伯曰：此人肠胃大而皮肤湿，而分肉不解焉。肠胃大则卫气留久；皮肤湿则分肉不解，其行迟。夫卫气者，昼日常行于阳，夜行于阴，故阳气尽则卧，阴气尽则寤。故肠胃大，则卫气行留久；皮肤湿，分肉不解，则行迟。留于阴也久，其气不清，则欲瞑，故多卧矣。其肠胃小，皮肤滑以缓，分肉解利，卫气之留于阳也久，故少瞑焉。黄帝曰：其非常经也，卒然多卧者，何气使然？岐伯曰：邪气留于上焦，上焦闭而不通，已食若饮汤，卫气久留于阴而不行，故卒然多卧焉。"

【释义】多卧又称嗜睡、嗜卧，以精神疲倦、不分昼夜时时欲睡、呼之能醒、醒后又想睡为主要临床特征的病证。胃源性嗜睡，食滞中焦，阳气受阻，久留于阴，不能发挥它的能动作用而造成嗜睡。

【临床应用】

1.《伤寒论·辨少阴病脉证并治》谓阳虚阴盛是多寐的主要病机。

2.《脾胃论·肺之脾胃虚论》指出脾胃之虚，怠惰嗜卧。

3.《杂病源流犀烛·不寐多寐源流》认为多寐为心脾之病。一由心神昏浊，不能自主；一由心火虚衰，不能生土而健运。

【案例】

1. 赵绍琴医案：吕某，男，45岁，1992年7月13日初诊。自述春节期间酗酒后嗜睡，现每日昏昏欲睡，时有低热，反应迟钝，面色暗浊，大便不畅，舌红苔白而腻，脉数。证属湿阻热郁，气机不畅。治以芳香宣化，宣展气机。方药：蝉衣、片姜黄、炒山栀、前胡、苏叶各6g，僵蚕、淡豆豉、藿香、佩兰、大腹皮、槟榔各10g，大黄1g，服药7剂后，嗜睡减轻，发热未作，再以上方去藿香、前胡，加防风6g，白蔻仁4g，服药20余剂，嗜睡愈，精神爽，饮食二便如常。摘自：《赵绍琴医案·嗜睡》

2. 谢富晋医案：邓某某，女，18岁，1987年2月6日诊。从1986年7月起，无明显诱因出现食后倦怠思睡，渐至出现食后嗜睡，每次非睡半小时以上不可，醒后又如常人，经某医院治疗，效果不显。伴有头晕目眩，面色苍白，神倦乏力，四肢不温，时或发热，自汗，舌苔白而微腻，舌淡红，脉濡缓。处拟桂枝加桂汤：桂枝15g，白芍10g，炙甘草6g，生姜10g，大枣5枚，3剂，日1剂，水煎服。服药后仅伏案20min即醒，再予原方5剂，服后能坚持食后不睡，但仍有食后困倦思睡，又服8剂，诸症消失。随访一年，未见复发。摘自：《睡眠·食后嗜睡》

3. 参木娜医案：扎西某某，男，34岁，藏族。患者主述两年多来时时昏昏欲睡，近半年来自觉症状明显加重，整日嗜睡，甚至可以连睡一个昼日。伴有头昏、耳鸣、气短、赖言、疲乏无力、饮食无味、哈欠连作、精神不振、健忘、大便时溏。刻诊：面色萎黄，形体消瘦，畏寒怕冷，整日嗜卧，倦怠赖言，头昏乏力，食欲不振，大便稀溏，舌质淡胖，边有齿印，舌苔薄白，脉象缓弱。中医辨证乃为脾胃气虚，清阳不举之证。治宜健脾补气，升阳化浊为法。方用补中益气汤加半夏、茯苓、苍术、厚朴、石菖蒲等，水煎，每日 1 剂内服，连服 8 剂。二诊：精神好转，睡眠减少，自感白天不睡，精力仍比较充沛，面色红润，食欲增进，脉缓有力。效不更方，连服 15 剂。三诊：诸症已解，体重亦增加 3.15kg。摘自：补中益气汤治疗高原多寐症浅谈，《西藏科技》1996 年第 2 期

# 脑转目眩

【原文】《灵枢·大惑论》："五脏六腑之精气，皆上注于目而为之精。精之窠为眼，骨之精为瞳子，筋之精为黑眼，血之精为络，其窠气之精为白眼，肌肉之精为约束，裹撷筋骨血气之精，而与脉并为系。上属于脑，后出于项中。故邪中于项，因逢其身之虚，其入深，则随眼系以入于脑。入于脑则脑转，脑转则引目系急。目系急则目眩以转矣。"

【释义】脑主十二官及其官窍。目为心使，又为心之外窍；肝气通于目；脾输精气、上贯于目；肺主宣降，既可使目得到气血津液的濡养，又可避免体液留存于目，使眼络通畅；肾生脑髓，目系属脑。眼与脏腑相关，眼的不同部位分属于五脏，《太平圣惠方》称之为肉轮、血轮、气轮、风轮、水轮等五轮。《灵枢·经脉》："心手少阴之脉……其支者，从心系上挟咽，系目系。"又《灵枢·寒热病》："足太阳有通项入于脑者，正属目本，名曰眼系。"目系或者眼系与心脑相连。目眩为眼部症状，但是脏腑疾病的外在表现之一。

【临床应用】

1. 眼科五轮学说的应用广泛。例如眼睑属脾胃，故眼睑病麦粒肿多予以清胃泻火之法，眼睑下垂多补脾益气；

结膜属肺，故结膜病多泻肺清火；角膜属肝，故角膜病多滋养肝阴、肝血为主；瞳仁属肾，故白内障多补益肝肾为主等。但在临床上，对复杂的病证还应辨证论治，综合运用。

2.眩晕脑病治在脏腑官窍，与肝、心、脾、肺、肾五脏均关系密切。

【案例】

1.王某某，男，41岁。患者眩晕1年余，西医诊为柯尼埃病，曾服中药杞菊地黄丸、全天麻胶囊，西药谷维素、安定、维生素类、晕可平糖浆等，均无效。病起1年前，在田间劳动，不慎淋雨感冒，当时未能及时治疗。2～3天后才口服解热镇痛剂，感冒虽愈，但以后逐渐出现头晕目眩，视物旋转，且日见加重，时作时止。近半月来，眩晕发作较剧，头项不能转侧，行走有轻飘飘感，需静卧于床，稍活动即眩晕加甚，并泛泛作恶，脘痞不舒，肢体困重，口黏口腻，饮食减少，食不甘味，大小便正常，舌苔白厚腻，脉濡缓。此属眩晕，良由湿浊中阻，清阳不升，浊阴不降所致。治拟升阳除湿，用李东垣的升阳除湿防风汤加味治之。处方：苍白术各10g，茯苓10g，白芍10g，防风6g，川朴6g，防己10g，陈皮6g，法半夏10g，砂仁3g（后下），六曲10g。3剂后，眩晕大减，行走已无飘感，能下床活动，胃中舒服，泛恶停止，饮食增加，身体困倦沉重感消失，舌苔渐化，脉缓有力。上方有效，原方又服3剂，眩晕消失，舌苔转薄淡，脉滑，遂告愈，至今未发。摘自：升阳除湿防风汤治疗眩晕，《中国中医药报》2002–11–22

2.陈旭虹医案：患者，女，22岁，未婚，学生。因患急性阑尾炎，一天前在本院外科行阑尾摘除术，手术经过顺利。术后第二天发现，患者双眼不时向上直视，每分钟达 3～4 次，双眼上方似有牵动感，能自我控制，请我科会诊。检查：患者视力双眼 0.3，矫正视力 1.0，眼肌活动良好，无复视，结膜无充血，角膜清，眼底无异常，舌苔脉象正常。诊为瘛病、目偏视。方拟：生地 12g，酒白芍 10g，当归 10g，生甘草 3g，大枣 7 枚，全蝎 3g，制僵蚕 10g，淮小麦 20g，3 剂。针灸：攒竹、鱼腰、丝竹空、足三里、三阴交平补平泻手法，留针 20min。结合雷火灸，舒经活血通络。同时进行心理暗示治疗，针灸和雷火灸后一定能治愈，中药再调理 3 天，痊愈出院。摘自：目窍与五脏相关理论在治疗风牵偏视中的应用，《浙江中医药大学学报》2008 年第 2 期

3. 李清文医案：患者，女，54 岁，1983 年 3 月 2 日就诊。主诉左眼疼痛，流泪羞明，视物不清 5 天。检查：左眼白睛红赤，黑睛外下方有一黄豆大白色溃陷，状如花瓣，表面湿烂，口苦咽干，脉数而弦。证属内有肝热，外受风邪，治当清热散风。方药：龙胆草、栀子、柴胡、当归、羌活、防风各 10g，黄芩 12g，蒲公英 30g，生地 20g，水煎服。4 剂，白睛不红，黑睛溃陷平复，继服 3 剂而愈。按：五轮学说认为黑睛属肝，肝经内热召感外邪是引起黑睛生翳的主要病因，故治疗应内清肝火，外祛风邪。方中羌防虽辛散升发，得胆草、栀子、黄芩之苦寒则无升焰助火之弊，胆草、栀子虽苦寒，得羌防之辛散则无被寒凝之虑。摘自：眼科医案四则，《天津中医药》1988 年第 3 期

# 善忘

【原文】《灵枢·大惑论》："上气不足，下气有余，肠胃实而心肺虚。虚则营卫留于下，久之不以时上，故善忘也。"

【释义】人之记性，皆在脑中。本文言健忘病机为心肺清阳气虚、肠胃腑实。《灵枢·口问》曰："故上气不足，脑为之不满，耳为之苦倾，目为之眩。"因此，上气不足指五脏六腑上升于头部的精气不足。张景岳《类经》注"久之不以时上"曰："阳衰于上之兆也。"与《素问·玉机真脏论》健忘责之肾虚、髓减病机相通。因此，薛雪《医经原旨·忘》说："下气有余，对上气不足而言，非谓下之真实也。"

【临床应用】

1.《灵枢·本神》曰："所以任物者谓之心，心有所忆谓之意，意之所存谓之志，因志而存变谓之思，因思而远慕谓之虑，因虑而处物谓之智。"健忘病机有虚实，虚者心、肺、脾、肾、脑，实者痰、浊、瘀、火。健忘是一种与五脏六腑、痰浊、瘀血都有密切联系的综合性、复杂性病证，任何可以造成脏腑功能紊乱、气血运行异常的原因都能够形成健忘。

2.健忘病机要重视瘀血，或者因瘀致虚。《素问·调经论》曰："血并于下，气并于上，乱而喜忘。"《伤寒论》谓：

"其人喜忘者，必有蓄血。"《血证论》云："心有瘀血，其人喜忘。"

【案例】

1. 张锡纯医案：高姓叟，年过六旬，渐觉两腿乏力，浸至时欲眩仆，神昏，健忘。恐成痿废，求为诊治。其脉微弱无力，为制此方（加味补血汤治疗脑贫血，组成：生箭芪、当归、龙眼肉、真鹿角胶、丹参、明乳香、明没药、甘松）服之，连进 10 剂，两腿较前有力，健忘亦见愈，而仍有眩晕之时。再诊其脉，虽有起色，而不任重按。遂于方中加野台参、天门冬各 15g，威灵仙 3g，连服 20 余剂始愈。用威灵仙者，欲其运化参、芪之补力，使灵活也。摘自：《医学衷中参西录·加味补血汤》

2. 高允旺医案：李某，男，62 岁，2002 年 8 月因头晕、目眩、耳鸣、健忘、定向障碍来我院求诊。患者曾于 1998 年表现有健忘，有时买报纸忘给人付钱，进而发展到定向力越来越差，在山西省临汾市医院做头颅 CT 显示脑梗死。近半年来头晕目眩，脑鸣健忘，性格烦躁，沉默寡言，精神萎靡，腰膝酸软，不爱活动，二便失禁，曾服用西药，效果不显。来我院复查头颅 CT 显示陈旧性脑梗死、脑萎缩。观其患者形体消瘦，形寒肢冷，牙摇发脱，目无光彩，轻度失写、失读，两下肢行走沉重，舌淡红苔白而燥，脉沉细无力，中西辨证属肾虚亏损，血海不足，脑髓不充，阴阳失调，五行相生相克失职，治法以温肾养精，交通两海。方用"真武汤"和"阳和汤"。处方：附子 50g，干姜 10g，人参 15g，熟地 20g，肉苁蓉 15g，肉桂 15g，茯苓 15g，菖蒲 10g，远志 10g，大枣 3 枚，薄荷 10g，白芥子 15g，鹿茸（冲服）1g。每日 1 剂，连用 30 剂，日渐好转。摘自：扶阳法治脑病经验温热法治脑萎缩，《中国中医药报》2013-1-30

# 偏风

**【原文】**《素问·风论》："风中五藏六府之俞，亦为藏府之风；各入其门户所中，则为偏风。……肺风之状，多汗恶风，色皏然白，时咳短气，昼日则差，暮则甚，诊在眉上，其色白。心风之状，多汗恶风，焦绝，善怒吓，赤色，病甚则言不可快，诊在口，其色赤。肝风之状，多汗恶风，善悲，色微苍，嗌干，善怒，时憎女子，诊在目下，其色青。脾风之状，多汗恶风，身体怠惰，四支不欲动，色薄微黄，不嗜食，诊在鼻上，其色黄。肾风之状，多汗恶风，面痝然浮肿，脊痛不能正立，其色炲，隐曲不利，诊在颐上，其色黑。"

**【释义】**风邪中于各经之俞，或左或右，则为卒中偏风，半身不遂之症。偏风、半身不遂、偏枯概念不尽相同，各有侧重，互有交叉。日本·伊泽裳轩《素问释义》云："盖指风则谓之偏风，指疾则谓之半身不遂，其肌肉偏小者，呼为偏枯。"王冰注曰："随俞左右而偏中之，则为偏风。"由此可知，五藏风是偏风之脏腑辨证分类方法，开启了后世中风病从脏腑经络辨病情轻重、从脏腑正虚邪实分证候论治的先河。

**【临床应用】**

1.内虚邪中病机关键，认为中风是外风，治疗以疏风为主，兼以扶正。小续命汤为代表方。

2. 金元时期提出"风自内生"以后，一些医家提出异议，始有主火、主气、主痰、主虚论，从而提出了中风的内风说，此不赘言。

3. 赵锡武治疗中风的经验，脑出血急性期立即用录验续命汤配以再造丸，脑梗死急性期则用小续命汤佐以桃红四物汤等。中风有七法勿忘外风说："证之临床，亦常以小续命汤、大秦艽汤等祛风剂而获效"，设"清热养血、疏风通络法""疏风清和热、活血通络法"分别用于风中经络而兼内热或风邪型，疏风类方药作为一种有效的治疗方法，有着非常重要的意义。

【案例】

1. 张琪医案：姜女，50岁。患脑出血2月余，现右半身瘫，上下肢均不能动，仅足指可微动，颈硬，咽干口燥，自汗恶风，头痛，手足热，舌强语謇，舌红干，脉弦滑有力。血压180/105mmHg。辨证为血虚内热，风壅经络。治以养血清热，祛风通络。生石膏50g，葛根25g，当归、赤芍、生地、熟地各20g，秦艽、独活、羌活、玄参各15g，防风、白芷、川芎各10g，甘草7.5g，水煎，日服2次。二诊：服药10剂，患肢功能明显恢复，上肢可拿一般轻物，能扶杖行走20余步，颈软，头痛减轻，仍口渴、自汗、恶风，舌红稍润，脉弦滑略见缓象，方取前意，酌为加减。生石膏40g，生地、熟地、赤芍、葛根、桂枝、茯苓各20g，川芎、桃仁、防风、白芷各15g，羌活、独活、甘草各10g，水煎服。三诊：服药10剂，患侧肢体功能继续恢复，已能独自行走，舌润，脉弦转缓。此热清、血和、风邪大除，仍以养血疏风之法。当归、生地、熟地各20g，赤芍、防风、川芎、牛膝、秦艽各15g，羌活、独活、白芷、甘草各10g，水煎服。四诊：又继服药10余剂，患肢功能基本恢复正常，仅步履稍欠灵活。嘱续服上方数剂，以善后。摘自：《张琪医案选萃·中风案（脑出血后遗症）》

2. 李世文、康满珍医案：孙某某，男，44岁。患者一月前某日早晨起床时，突然发生右半身不遂，并伴有失语，自汗，遗尿。立即送医院抢救，病情稳定后，仍有半身不遂，失语，遂特邀中医治疗。舌质暗，苔白滑，脉弦涩。辨证中风不语，半身不遂。方用：麻黄、桂枝、党参、甘草、干姜、生石膏、当归各9g，川芎4.5g、杏仁4.5g。水煎服分2次。3剂。二诊：服上药后，上下肢稍能活动，下肢好转更著；能发单字音，唇音多于舌音。脉舌同上。继用上方，再服3剂。三诊：又服上方3剂后，已能开始下地试走，发音也较前好转，能发3到4个字的连续音，脉弦而不涩。继用上方，再服6剂。四诊：服上方6剂后，经别人搀扶可步行300~500米，上肢能自动屈伸肘活动。但仍感无力，发音较前清晰有力，遂改方调养。摘自：《古方今用·续命汤医案》

# 偏枯、痱

【原文】《灵枢·热病》："偏枯、身偏不用而痛，言不变，志不乱，病在分腠之间，巨针取之，益其不足，损其有余，乃可复也。痱之为病也，身无痛者，四肢不收；智乱不甚，其言微知，可治；甚则不能言，不可治也。病先起于阳，后入于阴者先取其阳，后取其阴，浮而取之。"

【释义】痱与偏枯是二疾。以其半身无气荣运，故名偏枯。以其手足废而不收，或名痱，或偏废或全废，皆曰痱也。外中有微甚浅深之别。其言微者，此伤于气，故知可治。甚不能言者，邪入于脏，不可治也。

【临床应用】

1. 偏枯具有神志清醒、肢体弛缓不用、肌肉萎缩、肢体疼痛的症状特点。治疗以调虚实，和逆从，恢复营卫经络气血的畅行，可随证选用续命汤、补阳还五汤加减。

2. 痱以无所觉知为主，因其邪入内里，心伤神昏，故痛觉不存，而体无收持。针对其内夺而厥，肾虚脉弱的病机特点，可随证选用地黄饮子、千金三黄汤加减，补肾生精，清心通络。

【案例】

1. 心禅僧医案：武林云栖梅家坞孙某，形体肥硕，平素喜啖肥甘，年近六旬，患偏枯症。左手不能展动，足亦如之，将及一载，时或神昏气急，大便不通，头目眩晕，如发痉状，邀余诊之，脉右三部滑大而数，左三部俱涩小，尺部微如蛛丝。余曰：右脉滑大，因痰食积滞，以致气道不能流通；左脉涩小，乃高年气血两虚，无以荣养经络，濡润筋骨也。左不升则右不降，其气血归并一边，而为偏枯之疾。时或神昏气急，大便秘结者，实由痰随气涌，肺气不克下降耳。法当去积化痰，从左引右，从右引左，从阴引阳，从阳引阴，俾气血流转，周身无滞。方用丹参、归、芍、柴胡、升麻，助其气血升于左；莱菔子、槟榔、木香、半夏、枳实，消其痰食降于右。服3剂而手足举，大便解，饮食亦进，眩晕不作矣。继用参、苓、归芍、半夏、陈皮、丹参、升麻、柴胡、麻仁、桑枝等以调之。嘱其午前进食，午后减食，忌油腻浓味，以养胃中清静之气，乃不助浊阴以碍气也。服四五剂，居然下楼晋接，步履如常矣。后用参、芪、归、芍等大补气血，佐以消痰活络之品，30剂以善将来。半载之疾，脱然而愈。快哉！摘自：《一得集·孙某偏枯症治验》

2. 徐镛医案：新场镇闵钦斋年五十外，形体清瘦，多火少痰，冬月忽患偏枯在左，遂从吴门解馆而归，医惟以补气消痰为事，反增咽燥喉痹等证。病家谓本原既竭，故用补剂不效。延予聊问消息，余谓其脉其证，纯是一团火气，须用河间治火之法，方用二地二冬知柏等，甘寒苦寒相间。投二剂，顿觉神情清爽，病者方意未病前数日，左肩胛犹如火烧，始信治火之说为不谬也，继服虎潜丸而全愈。摘自：《玉台新案·偏枯医案》

3. 徐大椿医案：新郭沈又高，续娶少艾，未免不节，忽患气喘厥逆，语涩神昏，手足不举。医者以中风法治之，病益甚。余诊之曰：此《内经》所谓痱证也。少阴虚而精气不续，与大概偏中风、中风、痰厥、风厥之病绝不相类。刘河间所立地黄饮子，正为此而设，何医者反忌之耶？一剂而喘逆定，神气清，声音出，四肢展动。三剂而病除八九，调以养精益气之品而愈。余所见类中而宜温补者，止此一人。识之以见余并非禁用补药，但必对证，乃可施治耳。摘自：《洄溪医案·痱》

4.程杏轩医案：前患痱风，调治小愈。案牍劳形，元虚未复，腰膂虽能转侧，足膝尚觉软弱，肝肾真元下亏，八脉不司约束。参芪归地，仅可益其气血，未能通及八脉。古人治奇经精髓之伤，金用血肉有情，岂诸草木根，可同日而语。推之腰为肾府，膝为筋府，转摇不能，行则振掉，不求自强功夫，恐难弥缝其阙。恬淡虚无，御神持满。庶几松柏之姿，老而益劲也。拟河车、鹿茸、虎胫骨、虎膝骨、牛骨髓、猪骨髓、羊骨髓、阿胶、海参之属。摘自：《程杏轩医案·周司马痱风病后足膝软弱》

# 煎厥、薄厥

【原文】《素问·生气通天论》："阳气者，烦劳则张，精绝，辟积于夏，使人煎厥；目盲不可以视，耳闭不可以听，溃溃乎若坏都，汩汩乎不可止。阳气者，大怒则形气绝，而血菀于上，使人薄厥。"

【释义】煎厥指动作烦劳，阳气张大，肝精不守，善怒少气，头目昏聩，属内热消烁阴液，逐渐虚羸的病证。薄厥指由于精神刺激，可使阳气急亢，血随气逆，致使血液郁积于头部，发生卒然昏厥的病症。

【临床应用】

1. 煎厥和薄厥既有相同点，又有不同之处。其相同点与不同点都表现在病因、病机、症状三方面。从病因来说，两者的相同点是内伤。不同点：煎厥是由于烦劳所致，薄厥是大怒造成的。从病机来说，两者都是为内伤阳气，导致阳气功能失常所致。

2. 不同点：煎厥是亢阳外张，煎熬阴精，阴精竭绝而致，属于本虚标实之证；薄厥是肝气上逆，血随气升，气血逆乱，郁积于上而致，属于实证。从症状来说，两者都表现为突然昏倒，不省人事。不同点：煎厥有目不明、耳失聪的表现；薄厥有面红耳赤，头痛，眩晕，甚则会见到肢体不能随意运动或半身枯萎等症状。

## 【案例】

1. 叶天士医案：王，四一。经云：烦劳则张，精绝，辟积于夏，令人煎厥。夫劳动阳气弛张，则阴精不司留恋其阳，虽有若无，故曰绝。积之既久，逢夏季阳正开泄，五志火动风生，若煎熬者然，斯为晕厥耳。治法以清心益肾，使肝胆相火，内风不为暴起，然必薄味静养为稳。连翘心、元参心、竹叶心、知母、细生地、生白芍。摘自：《临证指南医案·痉厥》

2. 颜德馨医案：稽某某，女，81 岁。素有高血压、冠心病、类风湿史，因眩晕呕吐，晨起跌仆而致前额血肿，左髋疼痛，伴有头晕作痛，恶心呕吐 9h 而入院。入院检查：语音略糊，左目闭合，左手指鼻较差，左侧鼻唇沟略浅，不能左侧卧位，左侧肢体活动欠利，能曲不能伸，感觉略有下降。心电图示："心肌损害"，血压 150/100mmHg，骨盆正位片及腰椎正侧位片示：类风湿（中央型、上行型），L5、L6 椎间盘损伤。治以活血化瘀、平肝熄风、升阳化浊、低分子右旋糖酐加丹参、甘露醇静滴等，症情仍见加重，历 20 日，CT 检查："见后颅窝中线偏左有一高低混合密度区，四脑室受压，闭塞"，拟为"左侧小脑半球慢性出血，在吸收期中"。外科会诊认为须立即手术，家属考虑患者年高体弱，拒绝手术。初诊：跌仆后神识时清时昧，眩晕，右转见剧，二目喜闭，目睁则眩，恶心呕吐，头项略强，左肢张力偏高，左手指鼻亦差，口干少饮，夜寐尚安，小溲通调，大便秘结，舌红少苔，脉细弦滑。瘀阻清阳之巅，贼风内潜，拟血府逐瘀汤法化裁。柴胡 4.5g，赤芍 9g，枳壳 5g，生草 3g，桃仁 9g，红花 9g，当归 9g，生地 12g，川芎 4.5g，怀牛膝 4.5g，桔梗 4.5g，藁本 9g，花蕊石 15g，通天草 9g，8 贴。二诊：眩晕恶心已止，双目能睁，纳谷亦馨，寐安溲调，大便秘结，伸舌偏右，舌红偏暗，苔薄净，六脉弦滑。病势初定，高年阴分见亏，再取前法增损。赤芍 9g，枳壳 5g，生甘草 3g，桃仁 9g，红花 9g，当归 9g，生地 15g，川芎 4.5g，怀牛膝 4.5g，桔梗 4.5g，藁本 9g，通天草 9g，花蕊石 15g，生白术 9g，麻仁 12g，14 贴。服上方精神日振，头项能转动自如，二目启闭正常，肌力两侧相等，活动自如，能自行坐起，纳可便调，随证调治历月出院，随访 2 年，活动已复常态。摘自：《颜德馨医案·小脑血肿》

# 暴厥

【原文】《素问·大奇论》："脉至如喘，名曰暴厥，暴厥者不知与人言。"《素问·厥论》："帝曰：厥或令人腹满，或令人暴不知人，或至半日远至一日乃知人者何也？岐伯曰：阴气盛于上则下虚，下虚则腹胀满；阳气盛于上，则下气重上，而邪气逆，逆则阳气乱，阳气乱则不知人也。"

【释义】厥证以突然发生一时性昏倒，不知人事，或伴有四肢逆冷为主要症状。血气并走于上，气机有升无降，故脉洪盛而人暴厥。轻者短时间内即可苏醒，重者一厥不醒，预后不良。

【临床应用】

1.陈士玉等认为暴厥相当于神经源性或者心源性晕厥，不同于中风病中脏腑。摘自：内经厥病考释，《中华中医药学刊》2012年第4期

2. 尤怡《医学读书记》："所谓阴气者，下气也。下气而盛于上，则下反无气矣；无气则不化，故腹胀满也。所谓下气者，即阴气也。阳气上盛，则阴气上奔，阴从阳之义也。邪气亦即阴气，以其失正而上奔，即为邪气。邪气亦即阴气，以其失正而上奔，即为邪气。邪气既逆，阳气乃乱。气治则明，乱则昏，故不知人也。"

**【案例】**

1. 孙文垣医案：昆池太学内人患牙痛。一晚晕厥三次，次日两腮红肿，痛不可支，且洒淅恶寒，寝食废。以清胃汤加石膏为君，白芷为臣，连翘为佐，北细辛为使。饮下痛顿释然，如风灭灯之速。外以明矾为末，大五倍子一枚，将矾装入，以满为率，炭火上炙焦，以矾红枯为末，不时搽牙痛处，牙痛立止。此方多效。摘自：《孙文垣医案》

2. 张伯臾医案：薛某某，女，75岁，住院号76/1292。心前区绞痛突然发作1小时，头晕随即昏倒，面色苍白，神志不清，小便自遗，冷汗湿衣，四肢厥冷，血压70/60mmHg，心电图示：急性下壁心肌梗死。脉微欲绝，舌淡苔薄白。心阳不振，血行不畅，厥脱重症，危在旦夕，急拟参附龙牡回阳救逆，配合西药共同抢救。红参15g（另煎代茶）、熟附子15g（先煎）、山萸肉18g、全瓜蒌12g、薤白头6g、当归18g、红花6g、降香4.5g、煅龙牡各30g。1剂后左胸痛暂止，胸闷肢冷汗多，脉小不匀，血压仍低。再守原方。以后加减共服9剂，血压稳定，四肢温热，胸痛除，后续以生脉散加减共服50余剂，痊愈出院。摘自：《张伯臾医案》

# 痉、大偻

【原文】《灵枢·经筋》："足少阴之筋……其病……主痫瘛及痉……在外者不能俯，在内者不能仰，故阳病者，腰反折不能俯，阴病者不能仰。"《素问·生气通天论》："阳气者，精则养神，柔则养筋。开阖不得，寒气从之，乃生大偻。"

【释义】王冰注曰：大偻，"身体俯曲，不能直立。偻，背脊弯曲。"

【临床应用】

1. 焦树德以鹿角胶、补骨脂、狗脊、淫羊藿、骨碎补等补肾强督为主，佐以活血脉、壮筋骨。

2. 朱良春治大偻（强直性脊柱炎）以补肾壮督，蠲痹通络为主，应用食疗、体疗、理疗、心理、手术治疗等综合措施，杂合以治，调治结合。用药独到之处：常用细辛、白芥子、葛根等。

【案例】

朱良春医案：冯某，男，25岁，初诊：2010年4月20日。主诉：腰骶痛6年，加重2年。患者于6年前因腰骶部疼痛，在当地检查后确诊为"强直性脊柱炎"，因疼痛不甚未予重视。2年前腰骶痛加重，并出现颈项部僵痛，在当地服用"塞来昔布胶囊1粒/日，白芍总甙4粒/日"，效果不明显，渐至驼背畸形，转侧翻身不利，难以平卧，生活难自理。故来求诊中医药治疗。刻下：腰骶、颈项僵滞疼痛、难以平卧，久坐久行后乏力明显、疼痛加重，夜间翻身困难，时有双髋疼痛，胸胁疼痛，冬季畏寒胜于常人，纳可，眠欠佳，二便调，舌淡苔薄白，脉细小弦。检查：指地距58cm，枕墙距20cm，胸廓活动度1cm，颈椎、胸椎、腰椎压痛（+），双"4"字征（++），双直腿抬高试验（+），症状分级量化评分总分23分；辅助检查：ESR：38mm／h，X线示：强直性脊柱炎，HLA–B27：45.3U／ml，CRP：20mg／L。西医诊断：强直性脊柱炎。中医诊断：大偻，证属肾虚络痹、痰浊瘀阻。治宜益肾蠲痹通络。处方：①蠲痹汤加金刚骨50g，拳参30g，青风藤30g，忍冬藤30g，骨碎补30g，补骨脂30g，生黄芪30g，泽兰30g，泽泻30g，制川乌10g，川桂枝10g，制南星30g，凤凰衣8g，莪术8g，生白芍30g，30剂。②浓缩益肾蠲痹丸，每次4g，每日3次，口服。③蝎蚣胶囊，每次1.5g，每日3次，口服。④嘱患者加强腰背肌锻炼。二诊（2010年5月25日）：述药后颈肩背腰部僵痛明显，转侧不利，晨起及久坐后明显，活动后减轻，偶有双膝酸痛、发凉，遇温得舒，纳眠可，二便调，苔薄白。守上方加独活12g，细辛3g，30剂。继服浓缩益肾蠲痹丸，每次4克，每日3次；加蝎蚣胶囊，每次1.5克，每日3次，口服。三诊（2010年6月25日）：述药后症情减轻30％左右，双膝关节酸痛显减，晨僵亦减，唯颈项僵滞明显，转侧不利，纳可，二便调，眠安，苔白腻。效不更方，上方加葛根20克，30剂。继服浓缩益肾蠲痹丸、蝎蚣胶囊，剂量、用法同上。四诊（2010年8月23日）：症情较前好转40％，颈肩腰部僵滞较前明显好转，僵硬消失，颈部偶有疼痛，转侧不利，近日左膝关节隐痛，上、下楼梯时尤甚，活动后缓解，晨僵已不明显，但晨起腰痛，需侧身坐起，纳可，眠安，二便调，苔薄白，质淡紫，边有轻微齿痕，脉细。体检：指地距 31cm，枕墙距 7cm，胸廓活动度 1cm，颈椎、腰椎压痛（＋），左"4"字征（＋），右"4"字征（－），直腿抬高试验（－），症状分级量化评分总分 13 分。续当原法出入，上方加炒白芥子 15g，余守上治疗方案。五诊（2010 年 9 月 25 日）：药后症情稳定，因家里经济困难，不能继续治疗，要求续配 1 个月药后暂停治疗。处方：守上治疗方案。六诊（2010 年 11 月 7 日）：患者再来取药一次。此后停用药物。七诊（2011 年 6 月 9 日）：患者因颈肩腰背疼痛加重再次来诊，时逢胃癌患者袁某在我院经中医药治疗后效果显著，患者儿子（当地有名的企业家）非常高兴，当场捐赠十万元予朱良春慈善救助基金会，笔者知道冯某的情况后，从慈善基金里划拨部分基金予冯某住院系统治疗，诸症改善，颈肩背腰活动较前明显灵活。其后坚持服药，病情稳定，目前已可参加正常工作。检查：指地距 20cm，枕墙距 5cm，胸廓活动度 4cm，颈椎、胸椎、腰椎压痛（－），双"4"字征（+－），双直腿抬高试验（－），症状分级量化评分总分 4 分，查 ESR、CRP、HLA-B27 均降至正常。摘

自：国医大师朱良春益肾蠲痹法治风湿大偻辨治，《中国中医药报》2016-3-18

# 柔痉

【原文】《素问·气厥论》："肺移热于肾，传为柔痉。"

【释义】肺热传肾而致筋脉紧急。李今庸《古医书研究·素问考义》谓柔痉："此文'柔痉'之'痉'……为'痉'字之误。……此'柔'字或为'素'字之误……'素痉'……素，与'索'字通。"

【临床应用】

1.《金匮要略·痉湿暍病脉证治》："太阳病，发热汗出，而不恶寒，名曰柔痉。"治用栝楼桂枝汤加减。

2.《医醇剩义·暑湿热》："柔痉者，身体重着，肢节拘挛，有汗而热。暑热为天之气，其来甚速，其去亦甚速。体重筋挛，乃热邪为湿所留，故有汗而热不退也，白术苡仁汤主之。"

【案例】

1.何任医案：丁某，男，半岁。症状：1931年初夏，身热，汗出，口渴，目斜，项强，角弓反张，手足搐搦，指尖发冷。指纹浮紫，舌苔薄黄。诊断：伤湿兼风，袭入太阳卫分，表虚液竭，筋脉失荣。疗法：拟用调和阴阳滋养营液法，以栝楼桂枝汤主之。处方：栝楼根6g，桂枝、白芍各3g，甘草2.4g，生姜2片，红枣2枚，水煎服，3剂，各证减轻。改投：当归、川贝、秦艽各3g，生地、白芍、栝楼根、忍

冬藤各 6g，水煎服，4 剂而愈。摘自：《金匮方百家医案评议》

2.余无言医案：八龄儿童，身体素壮，学校归来，顿然发热。至下午四时，忽发急惊病证。角弓反张，项背均强，两目上耸，手足拘挛，牙关紧急，欲呕不出，口角流涎，有时行脑膜炎之疑。余询知其端阳之节，食角黍、鱼肉颇多。此食积胃脘，酿生内热，反射于脑也。以硝黄蒌葛汤一下而愈。硝黄蒌葛汤方：生大黄三钱，元明粉四钱（分冲），炒枳壳三钱，全瓜蒌四钱，粉葛根三钱，生黄芩三钱，焦楂肉四钱，莱菔子三钱，鲜竹叶三十片。摘自：《余无言医案·儿童食积痉病》

# 痿

【原文】《素问·痿论》："黄帝问曰：五脏使人痿何也？岐伯对曰：肺主身之皮毛，心主身之血脉，肝主身之筋膜，脾主身之肌肉，肾主身之骨髓。故肺热叶焦，则皮毛虚弱，急薄，着则生痿躄也。心气热，则下脉厥而上，上则下脉虚，虚则生脉痿，枢折挈，胫纵而不任地也。肝气热，则胆泄口苦，筋膜干，筋膜干则筋急而挛，发为筋痿。脾气热，则胃干而渴，肌肉不仁，发为肉痿。肾气热，则腰脊不举，骨枯而髓减，发为骨痿。帝曰：何以得之？岐伯曰：肺者，脏之长也，为心之盖也。有所失亡，所求不得，则发肺鸣，鸣则肺热叶焦，故曰五脏因肺热叶焦，发为痿躄，此之谓也。悲哀太甚，则胞络绝，胞络绝，则阳气内动，发则心下崩，数溲血也。故《本病》曰：大经空虚，发为肌痹，传为脉痿。思想无穷，所愿不得，意淫于外，入房太甚，宗筋弛纵，发为筋痿，及为白淫。故《下经》曰：筋痿者，生于肝使内也。有渐于湿，以水为事，若有所留，居处相湿，肌肉濡渍，痹而不仁，发为肉痿。故《下经》曰：肉痿者，得之湿地也。有所远行劳倦，逢大热而渴，渴则阳气内伐，内伐则热舍于肾，肾者水脏也，今水不胜火，则骨枯而髓虚，故足不任身，发为骨痿。故《下经》曰：骨痿者，生于大热也。帝曰：

何以别之？岐伯曰：肺热者，色白而毛败；心热者，色赤而络脉溢；肝热者，色苍而爪枯；脾热者，色黄而肉蠕动；肾热者，色黑而齿槁。帝曰：如夫子言可矣，论言治痿者独取阳明，何也？岐伯曰：阳明者，五脏六腑之海，主润宗筋，宗筋主束骨而利机关也。冲脉者，经脉之海也，主渗灌溪谷，与阳明合于宗筋，阴阳总宗筋之会，会于气街，而阳明为之长，皆属于带脉，而络于督脉。故阳明虚，则宗筋纵，带脉不引，故足痿不用也。帝曰：治之奈何？岐伯曰：各补其荥，而通其俞，调其虚实，和其逆顺；筋脉骨肉，各以其时受月，则病已矣。帝曰：善。"

**【释义】** 本节所论之痿可分为弛缓不收性痿（胫纵）和挛缩不伸性痿（筋急而挛）两大类。在部位上也有下肢痿、四肢痿和腰以下痿数种，并有皮肤感觉正常和异常之不同。主要表现为肢体皮肤、肌肉、筋脉枯萎不荣，肢体痿废不用，如"肌肉不仁""胫纵而不任地"，或拘急不用，"筋急而挛""腰脊不举"等症状，是以运动障碍为主的病证。

**【临床应用】**

1. 五脏使人痿。痿证的发病规律是由内而外，由脏腑向肢体传变。五脏各有相应的五体所合，影响五体而致病。心气热，则生脉痿；肝气热，则生筋痿；脾气热，则生肉痿；肾气热，则生骨痿。

2. 肺热叶焦，发为痿躄。五脏精气津液全赖肺气的敷布，方能滋养五体。如果五脏气热，肺热叶焦，精气津液被灼，精亏血虚，骨枯髓减，使得筋膜、肌肉、皮毛、血脉、骨等五体失养而致痿证。

3. 治痿者独取阳明。其一，指导痿证的针灸治疗，针刺取穴应以阳明经穴为主。其二，指导痿证的药物治疗，多以补益脾胃、增其化源，或清热利湿、养阴生津之法治之。

【案例】

1.周德生医案：患者，男，48岁，2011年9月13日至我院就诊。既往有"慢性浅表性胃炎""甲状腺腺瘤"。入院时症见：四肢乏力，以左侧为甚，气短咳喘，咳黄黏痰，症状于下午加重，无波动性，口干口渴，脘腹胀满，不欲饮食，夜寐欠安，二便尚调。查体：低热，甲状腺肿大，颅神经无受损，四肢肌张力减低，左侧肢体肌4-级，右侧肢体肌力4+级，四肢肌肉萎缩，腱反射存在，四肢可见肌束震颤，病理征未引出，舌暗红，中裂少苔，脉沉涩细数。脑脊液检查：压力正常，脑脊液蛋白略升高，余成分正常，未见肿瘤细胞；免疫学检测：血清抗神经节苷酯（GM1）抗体阳性；神经电生理检查：双正中神经、尺神经、桡神经、胫神经均可见1～2处节段性运动神经传导阻滞，并伴有节段性运动神经传导速度减慢、波形离散；F波潜伏期延长；双正中神经、尺神经、桡神经、腓肠神经感觉神经传导速度及波幅均正常；肌电图检测左三角肌、肱二头肌、岗下肌、伸指总肌、拇短展肌、小指展肌安静时可见纤颤、正相电位，轻收缩时运动单位电位波幅升高，时限增宽，重收缩时为单纯相或单纯混合相；左股内肌安静时未见自发电位，轻收缩时运动单位电位数减少，重收缩时为混合相，呈多灶性运动神经病电生理改变。中医诊断：痿证，脾肺两虚，瘀热内结。西医诊断：①多灶性运动神经病；②甲状腺腺瘤；③慢性浅表性胃炎；④胆结石并胆囊炎。入院后予泼尼松片剂50mg，口服，1次/天，连服7天后减量5mg；并予人免疫球蛋白注射液 25g 静脉注射，1 次 / 天，连用 5 天；奥拉西坦注射液 4g、单唾液酸四己糖神经节苷脂钠 40mg、痰热清注射液 30mL、灯盏花素 40mg 分别入生理盐水静脉滴注，连用 12 天；中药汤剂自拟方以益肺健脾，凉血化瘀，通经活络：黄芪 30g，炙麻黄 6g，矮地茶 15g，白茅根 15g，黄柏 10g，川牛膝 10g，红景天 15g，忍冬藤 20g，石楠藤 20g，僵蚕 20g，全蝎 6g，桑枝 10g，山楂 15g，生麦芽 15g，湘曲 30g，1 剂 / 天，分 2 次内服。经服用 7 剂后，患者四肢乏力较前明显缓解，脘腹胀满消失，食欲好转，但仍气短咳嗽，咳黄黏痰，口干口渴，舌暗红、苔黄少，脉细涩而数。辨证为脾虚血瘀，肺热伤津。中药汤剂自拟方以补脾化瘀，清热润肺，通经活络：一诊去忍冬藤、石楠藤、黄柏、桑枝、山楂，加南沙参 15g，金刚刺 30g，威灵仙 10g，玄参 10g，五味子 3g，葛根 30g，黄连 6g，茯神 10g，山药 30g，1 剂 / 天，分 2 次内服。又经服用 21 剂后，患者四肢乏力明显缓解，左手可缓慢抬起，咳嗽咳痰消失，无口干口渴，饮食可，夜寐安，二便调。本病为慢性病，故应长期治疗及长时间段随访。摘自：《脑科揆度奇恒录·多灶性运动神经病》

2. 李士材医案：崇明倪君俦，四年不能起于床，日服之药，寒凉十六，补肾肝者十三。李诊其脉，大而无力，此营卫交虚，以十全大补加秦艽、熟附各一钱，朝服之；夕用八味丸加牛膝、杜仲、远志、萆薢、虎骨、龟板、黄柏，温酒送七钱。凡三月而机关利。摘自：《古今医案按·痿》

# 痹

【原文】《素问·痹论》："黄帝问曰：痹之安生？岐伯对曰：风寒湿三气杂至，合而为痹也。其风气胜者为行痹，寒气胜者为痛痹，湿气胜者为著痹也。……帝曰：善。痹或痛，或不痛，或不仁，或寒，或热，或燥，或湿，其故何也？岐伯曰：痛者，寒气多也，有寒故痛也。其不痛不仁者，病久入深，荣卫之行涩，经络时疏，故不通，皮肤不营，故为不仁。其寒者，阳气少，阴气多，与病相益，故寒也。其热者，阳气多，阴气少，病气胜，阳遭阴，故为痹热。其多汗而濡者，此其逢湿甚也，阳气少，阴气盛，两气相感，故汗出而濡也。"

【释义】风、寒、湿病邪留注肌肉、筋骨、关节，造成经络壅塞，气血运行不畅，肢体筋脉拘急、失养为本病的基本病机。但风寒湿热病邪为患，各有侧重，风邪甚者，病邪流窜，病变游走不定；寒邪甚者，肃杀阳气，疼痛剧烈；湿邪甚者，黏着凝固，病变沉着不移。

【临床应用】

1. 李士材经验："治行痹者，散风为主，御寒利湿仍不可废，大抵参以补血之剂，盖治风先治血，血行风自灭也。治痛痹者，散寒为主，疏风燥湿仍不可缺，大抵参以补火之剂，非大辛大温，不能释其凝寒之害也。治着痹者，利湿为主，祛风解寒亦不可换，大抵参以补脾补气之剂，盖土强可以胜湿，而气足自无顽麻也。"

2."其为热者，阳气多，阴气少，病气胜，阳遭阴，故为痹热。"热痹用白虎加桂枝汤，湿热胜者用宣痹汤，热痹化火伤津者用犀角散加减。

【案例】

1.丁甘仁医案：程左，初病香港脚浮肿，继则肿虽消而痿软不能步履，舌淡白，脉濡缓，谷食衰少，此湿热由外入内，由肌肉而入筋络，络脉壅塞，气血凝滞，此湿痿也。经云：湿热不攘，大筋软短，小筋弛长，软短为拘，弛张为痿是也。湿性黏腻，最为缠绵。治宜崇土逐湿，祛瘀通络。连皮苓12g，福泽泻4.5g，木防己9g，全当归6g，白术4.5g，苍术3g，陈皮3g，川牛膝6g，杜红花2.4g，生苡仁12g，陈木瓜9g，西秦艽4.5g，紫丹参6g，嫩桑枝9g。另茅山苍术500g，米泔水浸七日，饭锅上蒸九次，晒干研细末。加苡仁米250g，酒炒桑枝250g，煎汤泛丸。每服9g，空心开水吞下。服此方50余剂，丸药两料，渐渐而愈。摘自：《丁甘仁医案·痿痹案》

2.陆渊雷医案：邬先生，初诊，肩背挛急痛，有时牵连至腰股，病已三年，宜养血输津液。生西芪30g，桂枝3g（后下），葛根12g（后下），归身6g，白芍12g，炙草3g，生姜三片（如铜元大），红枣肥大者四枚。二诊，药后甚效，无须更张。脉右大于左，似稍有问题，大便时或燥结，舌苔根上黄，胸廓中微痛。生西芪30g，桂枝4.5g（后下），枳实6g，归身6g，白芍9g，麻仁9g（研），葛根15克（后下），全瓜蒌9g，鲜藿香9g，椭12g（包）。三诊，肩背痛瘥而未尽。午起口中甚腻，舌苔黄厚，头痛，大便无序。此皆胃肠不健之征。川连1.2g，干姜2.4g，葛根12g，淡芩6g，太子参9g，桂枝3g，姜夏12g，鲜茅根12g，赤芍9g，炒麦芽9g，六一散12g（包），赤苓12g。四诊，肩背之挛痛。服药即瘥，药停即作，但较轻耳。其胸满，大便无序，舌腻如故。脉右大，胃肠仍有湿积。葛根60g（生用），生黄芪90g，桔梗24g，桂枝30g，当归21g，炒茅术24g，赤芍30g，枳壳30g，陈皮30g，炙草15g。以上十味研细末，水泛丸如绿豆大。每早晚用姜二片，红枣三枚，煎汤送服9～12g。五诊，挛痛几痊愈。食不甚多，大便仍未畅，舌上有黄苔。脉右弦大，左平。川连15g，太子参90g，赤白芍各60g，淡芩30g，姜夏90g，桂枝30g，蒌全90g（注：全瓜蒌），柴胡30g，葛根60g（生用），云苓90g，生白术60g，炙草24g，生黄芪90g，当归30g。上作细末，水丸如绿豆大。每日早晚用生姜二片，枣三枚，煎汤送服12g。

摘自：《陆渊雷医案·萎痹》

# 周痹

【原文】《灵枢·周痹》："帝曰：善。愿闻周痹何如？岐伯对曰：周痹者，在于血脉之中，随脉以下，不能左右，各当其所。黄帝曰：刺之奈何？岐伯对曰：痛从上下者，先刺其下以过之，后刺其上以脱之。痛从下上者，先刺其上以过之，后刺其下以脱之。黄帝曰：善。此痛安生？何因而有名？岐伯对曰：风寒湿气，客于外分肉之间，迫切而为沫，沫得寒则聚，聚则排分肉而分裂也，分裂则痛，痛则神归之，神归之则热，热则痛解，痛解则厥，厥则他痹发，发则如是。"

【释义】周痹是身体某部位的真气不能周流。病在运行经气之脉，可反复发作、随脉上下，但是每次发作时病痛位置、范围是固定不变的，周痹在某肢体的病痛可为线状（经脉）、带状或片状（络脉及孙络），更多的则是这三种状态的融合、重叠。

【临床应用】

1.沈金鳌经验：周痹由犯三气遍及于身，故周身俱痛也，宜蠲痹汤。林佩琴经验：蠲痹汤加桂枝、白术、狗脊、薏苡仁。

2.亦可用针法及其他外治法综合治疗。

【案例】

1.徐大椿医案：乌程王姓患周痹证，遍身疼痛，四肢瘫痪，日夕叫号，饮食大减，自问必死，欲就余一决。家人垂泪送至舟中，余视之曰：此历节也。病在筋节，非煎丸所能愈，须用外治。乃遵古法，敷之、拓之、蒸之、薰之，旬日而疼痛稍减，手足可动，乃遣归，月余而病愈。大凡营卫脏腑之病，服药可至病所，经络筋节，俱属有形。煎丸之力，如太轻则不能攻邪，太重则恐伤其正，必用气厚力重之药，敷、拓、薰、蒸之法，深入病所，提邪外出。古之所议独重针灸之法，医者不知，先服风药不验，即用温补，使邪气久留，即不死亦为废人，在在皆然，岂不冤哉。

摘自：《洄溪医案·周痹》

2. 姜春华医案：患者龚某，男，48 岁，教师，2010 年 3 月 10 日就诊。主要症状：腰部酸胀，疼痛从臀部、大腿后面放射至小腿背侧及足跟。经口服非甾体类抗炎镇痛药后疼痛减轻，但每于变天及劳累后则发，发时疼痛剧烈，行走不便，日轻夜重，畏寒喜暖，舌淡苔白，脉弦紧。给予处方：生地 60g，制川乌 9g，威灵仙 9g，蚕沙 15g，秦芃 15g，乌梢蛇 6g，怀牛膝 9g，豨莶草 15g，五加皮 15g，独活 9g。二诊：上方口服 3 剂后，疼痛减轻，原方加细辛 5g，桂枝 10g，续服 10 剂，症状完全消失，随访 2 年未复发。

摘自：《姜春华学术经验精粹》

# 癫疾

【原文】《灵枢·癫狂》："癫疾始生，先不乐，头重痛，视举目赤甚，作极已而烦心，候之于颜，取手太阳、阳明、太阴，血变而止。癫疾始作，而引口啼呼喘悸者，候之手阳明、太阳，左强者攻其右，右强者攻其左，血变而止。癫疾始作，先反僵，因而脊痛，候之足太阳、阳明、太阴、手太阳，血变而止。……癫疾者，疾发如狂者，死不治。狂始生，先自悲也，喜忘、苦怒、善恐者，得之忧饥，治之取手太阴、阳明，血变而止，及取足太阳、阴明。狂始发，少卧不饥，自高贤也，自辩智也，自尊贵也，善骂詈，日夜不休。治之取手阳明、太阳、太阴、舌下少阴，视脉之盛者，皆取之，不盛者，释之也。狂言、惊、善笑、好歌乐、妄行不休者，得之大恐，治之取手阳明、太阳、太阴。狂，目妄见、耳妄闻、善呼者，少气之所生也，治之取手太阳、太阴、阳明、足太阴、头两颥。狂者多食，善见鬼神，善笑而不发于外者，得之有所大喜，治之取足太阴、太阳、阳明，后取手太阴、太阳、阳明。狂而新发，未应如此者，先取曲泉左右动脉，及盛者见血，有顷已，不已，以法取之，灸骶骨二十壮。"

【释义】"癫疾"即今之癫痫病。"癫疾者，疾发如狂者"指癫痫持续状态。"狂"即癫狂病。"狂始生，先自悲也，喜忘、苦怒、善恐者，得之忧饥"；"狂始发，少卧不饥，自高贤也，自辩智也，自尊贵也，善骂詈，日夜不休"，均指躁狂抑郁性精神病双相型。"狂言、惊、善笑、好歌乐、妄行不休者，得之大恐"，指躁狂抑郁性精神病狂躁状态。"狂，目妄见、耳妄闻、善呼者，少气之所生也"；"狂者多食，善见鬼神，善笑而不发于外者，得之有所大喜"，主要见于现代医学精神分裂症偏执型。

【临床应用】

1. 癫痫发作时以实证为主，宜先治其标，治疗原则为涤痰熄风，镇惊开窍。因惊所致者，治以镇惊安神；因风所致者，治以熄风定痫；因痰所致者，治以涤痰开窍；瘀血所致者，治以化瘀通窍。发作控制后，正气虚馁，宜治其本，多以健脾化痰，调气补血，养心益肾为主，固本培元。要坚持长期、规律服药，以图根治。

2. 躁狂抑郁性精神病治在心、肝，实者清火疏肝，虚者益气养阴。

3. 精神分裂症治在痰火瘀毒。

【案例】

1. 张子和医案：一妇人发狂，弃衣而走，逾屋上垣，不识亲疏，狂言妄语，人拿不住。诸医措手。余令家人将凉水乱泼不计其数，须臾倒仆。诊其脉，六部俱弦数有力，此乃热极则生风也。用防风通圣散加生地黄、黄连、桃仁、红花、牡丹皮，三剂而安。后服祛风至宝丹痊愈。摘自：《儒门事亲·狂》

2. 张璐医案：一妇人狂言叫骂，歌笑非常，似祟凭依，一边眼与口角吊起，或作痫治，或作心风治，皆不效。乃

是旧有头风之疾，风痰作之使然，用芎辛汤加防风，数服顿愈。摘自：《张氏医通·神志门》

3. 刘渡舟医案：尹某某，男，34岁。因惊恐而患癫痫病。发作时惊叫，四肢抽搐，口吐白沫，汗出。胸胁发满，夜睡呓语不休，且乱梦纷纭，精神不安，大便不爽。视其人神情呆滞，面色发青，舌质红，舌苔黄白相间。脉象沉弦。辨为肝胆气郁，兼有阳明腑热，痰火内发而上扰心神，心肝神魂不得潜敛之故。治宜疏肝泻胃，涤痰清火，镇惊安神。处方：柴胡12g，黄芩9g，半夏9g，党参10g，生姜9g，龙骨15g，牡蛎15g，大黄6g（后下），铅丹3g（布包），茯神9g，桂枝5g，大枣6枚。服1剂则大便通畅，胸胁之满与呓语皆除，精神安定，惟见欲吐不吐，胃中嘈杂为甚，上方加竹茹16g，陈皮10g，服之而愈。摘自：《刘渡舟医案·痫》

# 关格

【原文】《灵枢·脉度》："阴气太盛，则阳气不能荣也，故曰关。阳气太盛，则阴气弗能荣也，故曰格。阴阳俱盛，不得相荣，故曰关格。关格者，不得尽期而死也。"

【释义】此关格指阴阳均偏盛，不能相互营运的严重病理状态。

【临床应用】张景岳经验："此与真寒假热、真热假寒之证大有不同。"阴阳离绝之危症，补泻两难，有死而已。

【案例】

也是山人医案：王，七二，脘痛不食，二便艰少，并不渴饮，此属阳气结于上，阴液衰于下，为关格，难治之症。人参一钱，泡淡川附子一钱，枳实五分，淡干姜一钱，制半夏一钱五分，川连四分，茯苓三钱，生白芍一钱五分。

摘自：《也是山人医案》

# 黄疸

【原文】《灵枢·论疾诊尺》："身痛而色微黄，齿垢黄，爪甲上黄，黄疸也。安卧，小便黄赤，脉小而涩者，不嗜食。"

【释义】张景岳按："此二条，凡已食如饥者，即阳黄之证；安卧，脉小，不嗜食者，即阴黄之证也。"阳黄证，因湿多成热，热则生黄，此即所谓湿热证也，必有身热，有烦渴，或躁扰不宁，或消谷善饥，或小水热痛赤涩，或大便秘结，其脉必洪滑有力。阴黄证，必喜静而恶动，喜暗而畏明，神思困倦，言语轻微，或怔忡眩晕，畏寒少食，四肢无力，或大便不实，小水如膏，脉息无力等。

【临床应用】

1. 黄疸的治疗，以祛湿邪、利小便为原则。早期以清热利湿为主，后期应扶助正气。

2. 临证治疗，应根据辨证论治的结果来用药，以湿热为主的阳黄，当宜清热利湿，必要时佐以通利腑气，促使湿邪下泻；以寒湿为主的阴黄，治以温中健脾化湿为主。

【案例】

1. 翟竹亭医案：边兴云之姑丈，年近五旬，患阴黄病，三年内百治不瘥。气色灰黄发暗，略有动作，短气不易接续。邀余治之，诊得脾肺脉虚细无力，肾脉濡弱。此证等于劳苦过度。古云："劳则伤肾。"又云："劳则伤脾"。此是先后两天并伤。若不从根本治起，专务除黄，惟恐愈治愈危。宜急固先天根本，再补后天之源，徐图渐愈可也。用先后两补汤，服五帖少效，又十帖全瘥。先后两补汤：熟地18g，山药15g，茯苓12g，山萸肉10g，丹皮10g，泽泻6g，附子10g，油桂6g，炮姜10g，白术10g，炙黄芪12g，炙甘草10g，芡实12g，五味子6g，扁豆10g，陈皮6g，茯神10g，水煎服。摘自：《湖岳村叟医案·黄疸门》

2. 关幼波医案：赵某，女，52岁，门诊号492909。半月来乏力，身、面发黄，周身刺痒，恶心纳呆，腹胀，失眠，小便黄。经某医院检查：巩膜黄染，肝可触及，血查：黄疸指数120单位，总胆红素205μmol/L，凡登白试验直接立即反应，谷丙转氨酶360单位，麝浊15单位，麝絮（＋＋＋），白蛋白42g/L，球蛋白28g/L。舌苔白腻根黄。脉弦滑。西医诊断为急性病毒性黄疸型肝炎。中医认为是湿热中阻，瘀热发黄。治宜清热利湿，芳化活血退黄。方药：茵陈90g，酒芩10g，马尾连6g，银花30g，蒲公英30g，藿香10g，佩兰10g，泽兰15g，赤芍15g，小蓟15g，杏仁15g，橘红10g，香附10g，车前子12g，六一散（包）12g。以上方为主，服药一个半月，黄疸完全消退，仍在原医院复查：总胆红质5.1μmol/L，谷丙转氨酶16.4单位，麝浊2单位，麝絮（－），临床近期痊愈。摘自：《近代名老中医经验集：关幼波论肝病》

# 积

【原文】《灵枢·百病始生》："黄帝曰：积之始生，至其已成，奈何？岐伯曰：积之始生，得寒乃生，厥乃成积也。黄帝曰：其成积奈何？岐伯曰：厥气生足悗，悗生胫寒，胫寒则血脉凝涩，血脉凝涩则寒气上入于肠胃，入于肠胃则䐜胀，䐜胀则肠外之汁沫迫聚不得散，日以成积。卒然多食饮则肠满，起居不节，用力过度则络脉伤。……肠胃之络伤，则血溢于肠外，肠外有寒，汁沫与血相抟，则并合凝聚不得散，而积成矣。卒然外中于寒，若内伤于忧怒，则气上逆，气上逆则六输不通，温气不行，凝血蕴里而不散，津液涩渗，著而不去，而积皆成矣。"

【释义】寒邪侵袭，脾阳不运，湿痰内聚，阻滞气机，气血瘀滞，积聚乃成。亦有外感寒邪，复因情志内伤，气因寒遏，脉络不畅，阴血凝聚而成积。

【临床应用】

1. 温中散寒理气：柴胡、青皮、川楝子、丹参、延胡索、香附、槟榔等等。

2. 活血祛瘀软坚：三棱、莪术、阿魏、瓦楞子、乳香、没药、五灵脂等等。

3. 通腑攻下：大黄、芒硝、番泻叶、芦荟等等。

## 【案例】

1. 王华颖医案：严某，男，60岁，搬运工人，1956年10月25日诊。患者3天前中午饮酒饱食后，胃脘胀闷不舒，继之呃逆连声，不能自制。自用多种单方治疗未愈，服西药颠茄类及镇静药不见好转。到某乡卫生院诊治，医给予丁香柿蒂汤加半夏、旋覆花等2剂，服后呃逆愈频而求余诊治。闻其呃声接连不断，甚是痛苦，询问知其3日来未大便，脘腹胀满，口渴心烦。查舌苔黄厚，脉象滑数。处方：大黄、芒硝各15g，甘草6g，上3味兑入开水500mL，盖严浸泡30min后滤出，1次服完去服后泄下大便甚多，臭秽异常。呃逆自止，脘腹胀满等症亦消。摘自：调胃承气汤新用，《新中医》1993年第3期

2. 吴鞠通医案：张，二十七岁，甲子三月十三日，脐右有积气，以故右脉沉细弦沉伏，阳微之极，浊阴太甚克之也。溯其初原从左胁注痛而起，其为肝着之咳无疑。此症不必治咳，但宣通肝之阴络，久病在络故也。使浊阴得有出路，病可自已，所谓治病必求其本者也。如不识纲领而妄冀速愈，必致剥削阳气殆尽而亡。桂枝尖三钱，小茴香三钱，降香末二钱，桃仁三钱，川楝子二钱，青皮络二钱，炒广皮一钱，归须三钱，乌药三钱，苏子霜三钱，旋覆花三钱，新绛纱包。十九日，服通络药，已见小效，脉气大为回转，但右胁着席则咳甚，胁下支饮故也，议于前方内去桃仁、川楝、小茴，加：生香附三钱，半夏六钱，杏仁三钱，肉桂八分，再服四帖。二十三日，先痛后便而见血，议通阴络法。苏子霜三钱，归须二钱，降香末三钱，桃仁二钱，

两头尖三钱，丹皮三钱，藏红花一钱，半夏五钱，小茴香三钱，香附二钱，广木香一钱，广陈皮一钱。摘自：《吴鞠通医案·积聚》

# 鼓胀

**【原文】**《素问·腹中论》："黄帝问曰：有病心腹满，旦食则不能暮食，此为何病？岐伯对曰：名为鼓胀。帝曰：治之奈何？岐伯曰：治之以鸡矢醴，一剂知，二剂已。帝曰：其时有复发者，何也？岐伯曰：此饮食不节，故时有病也。虽然其病也已时，故当病气聚于腹也。"

**【释义】**《本草纲目》记载鸡矢白具有"下气，通利大小便，治心腹鼓胀，消癥瘕"的作用。《圣济总录》本方用法：鸡屎（干者）为末。每用醇酒调一钱匕，食后、临卧服。《奇效良方》本方用法：鸡矢白半升，以好酒一斗渍七日，每服一盏，食后、临卧时温服。《摄生众妙方》本方用法：用于鸡屎一升，锅内炒黄，以好酒三碗淬下，煮作一碗，滤去渣，令病人饮之。少顷腹中气大转动作鸣，大便利下，于脚膝及脐上下先作皱起，渐渐消复。如利未尽，再服一剂。

**【临床应用】**

1.此鼓胀，治之以鸡矢醴，一剂知，二剂已。应当不是现代所谓的"鼓胀病"。

2.取法鸡矢醴，治疗鼓胀在于"通""消"。

**【案例】**

1.程杏轩医案：莱佣某，初患腹胀，二便不利，予用胃苓汤之属少效，渠欲求速功，更医目为脏寒生满病，进桂、附、姜、黄，胀甚，腹如抱瓮，脐突口干，溲滴如墨，揣无生理，其兄同来，代为恳治。予谓某曰：尔病由湿热内蕴，致成单（腹）胀，复被狠药吃坏，似非草木可疗。吾有妙药，汝勿嫌秽可乎？某泣曰：我今只图愈疾，焉敢嫌秽。令取干鸡矢一升，炒研为末，分作数次，每次加大黄一钱，五更清酒煎服，有效再商。某归依法制就，初服肠鸣便泻数行，腹胀稍舒；再服腹软胀宽，又服数日，十愈六七，更用理脾末药而瘳。众以为奇，不知此本内经方法，何奇之有？予治此证，每用此法，效者颇多。视禹功神佑诸方，其功相出远矣。摘自：《程杏轩医案初集·莱佣某单腹胀》

2.周仲瑛医案：黄某某，女，58岁，2006年9月8日初诊。1992年子宫肌瘤手术输血，感染丙肝，1997年始见胃部不舒，检查发现肝功已有损害，西医予注射干扰素3个月，未见效果。目前患者肝区胁肋胀痛，脾区亦有胀感，腹胀不和，食纳尚可，口稍干，尿黄，大便尚调。苔薄黄腻质暗红，脉小弦滑。近查肝功：ALT 48U/L，AST 66U/L，TBIL 19.2μmol/L，球蛋白 32.8g/L；HCV-RNA：$1.6 \times 106$ 拷贝/ml。B超示："肝硬化，胆囊炎，胆囊息肉，脾肿大，腹水"。证属肝肾阴虚，湿热瘀阻。炙鳖甲12g（先），北沙参10g，大麦冬10g，枸杞子10g，大生地12g，丹参12g，茵陈12g，老鹳草15g，炙女贞10g，旱莲草10g，太子参10g，焦白术10g，茯苓10g，炙草3g，制香附10g，广郁金10g，青陈皮（各）6g，白茅根15g，楮实子10g，炙鸡金10g，7剂。2006年9月15日二诊：肝区隐疼，胃胀隐疼，平卧后腹中气体走窜，矢气不多，小便不畅，大便尚调，晨起咯痰有血丝，苔黄质暗，口唇暗，脉小弦滑。原方加地锦草 15g，猪苓 15g，泽泻 15g，路路通 10g，沉香 3g（后下），7 剂。2006 年 9 月 29 日三诊：脘腹痛胀未发，肝区稍胀，周来潮热，烘热阵发，出汗，入睡难，大便偶溏，小便已畅，苔黄质暗红，脉细弦。复查 B 超报告："肝硬化，胆囊炎，脾肿大，未见腹水"。9 月 8 日方加功劳叶 10g，地骨皮 10g，地锦草 12g，夜交藤 20g，路路通 10g，泽泻 12g，7 剂。以后在此基础上调治半年余，诸症不显，病情稳定。

摘自：叶放，周仲瑛教授鼓胀临证医案心法，全国中西医结合肝病学术会议，2008 年

3. 裘沛然医案：李某，女，37 岁。患者 1981 年曾患乙型急性无黄疸型肝炎，经治疗 1 个多月后，各项化验恢复正常后出院。1986 年始觉上腹部不适，神疲乏力倦怠，谷丙转氨酶、麝香草酚浊度、硫酸锌浊度、γ 球蛋白等升高，B 超示肝脾肿大，肝光点分布不均匀，血管走向不清晰，市传染病医院拟诊肝炎后肝硬化住院，好转出院。近因神疲肢软，倦怠乏力，牙齿出血，口苦而黏，求治于中医。诊其面色苍白带灰，黯然无泽，略消瘦，颈部有蜘蛛痣，无肝掌，下肢不肿，舌苔薄腻，脉细弦。此肝虚血瘀，气不摄血，治拟柔肝和血摄血。方投：黄芪 30g，丹参 24g，生地 30g，黄精 15g，当归 20g，莪术 15g，生蒲黄 15g，红藤 24g，延胡索 20g，小茴香 10g，焦山楂、六曲各 10g，茜草根 15g，另牛黄醒消丸 1 支分吞，14 贴。二诊：齿衄减而未尽，再以消补兼施。方用桃仁泥 15g，红花 9g，当归 20g，川芎 12g，生地、熟地各 24g，白芍 15g，牛角片（先煎）50g，丹皮 10g，黄芪 30g，生槐花 18g，仙鹤草 20g，另牛黄醒消

丸1支分吞，14贴。药后齿衄消失，神疲稍缓解，以后陆续来诊1年余，方投一贯煎、当归六黄汤、六味地黄汤、鳖甲煎丸等加减。1993年10月随访，自觉症状明显好转，蜘蛛痣部分隐退，复查肝功能均在正常范围，目前仍在调理之中。摘自：《裘沛然医论医案集·肝炎后肝硬化》

# 水肿

【原文】《素问·汤液醪醴论》："帝曰：其有不从毫毛而生，五藏阳以竭也，津液充郭，其魄独居，孤精于内，气耗于外，形不可与衣相保，此四极急而动中，是气拒于内，而形施于外，治之奈何？岐伯曰：平治于权衡，去宛陈莝，微动四极，温衣，缪刺其处，以复其形。开鬼门，洁净府，精以时服，五阳已布，疏涤五脏。故精自生，形自盛，骨肉相保，巨气乃平。"

【释义】治疗胀病方法：平治于权衡，平调五脏阴阳，为治本之法；微动之，温衣，缪刺，药物疏通，为治标之法。《素问经注节解》曰："去宛陈者，除实积也。开鬼门者，表外邪也。洁净府者，利小便而水下泄也。"

【临床应用】

1. 去宛陈莝，其涵义为通便攻下逐水、活血化瘀行水之治法。《灵枢·小针解》："宛陈则除之者，去血脉也。"《金匮要略·水气病脉证并治》十一条："病水腹大，小便不利，其脉沉绝者，有水，可下之。"

2. 开鬼门，即发汗法。洁净府，即利小便法。《金匮要略·水气病脉证并治》十八条水气病总的治则："诸有水者，腰以下肿，当利小便；腰以上肿，当发汗乃愈。"

3. 特别是"五藏阳以竭""五阳已布，疏涤五藏"均提示阳气病变与水肿的关系，故治疗水肿注重斡旋阳气的观点。

**【案例】**

1. 王学美医案：王全任，男，46岁，感冒1周后，症见头面及四肢浮肿，膝以下尤甚，尿少，干呕腹胀，水入即吐，饮食不下，大便质稀量少，舌暗淡，苔腻脉缓，体重78kg。尿常规检查蛋白（+++），脓细胞少许，颗粒管型（++）。析其脉证，当从水肿论治。方用：炙麻黄8g，杏仁12g，细辛8g，泽泻20g，茯苓20g，陈皮12g，五味子15g，半夏10g，厚朴10g，藿香10g，苏梗10g。日1剂，水煎服。上方加减，连服20余剂，病告痊愈，随访2年无恙。摘自：《黄河医话》

2. 周仲瑛医案：马某某，男，成人，患血吸虫病肝硬化腹水年余，症见腹大如鼓，上腹部膨胀尤甚，胀甚而痛，尿少，大便质干量少，舌苔根腻质紫、尖红有裂，脉细滑。病属鼓胀，湿热蕴结，气机壅滞，观其体气未虚，饮食尚可，诊脉细滑有力，乃予理气逐水之法。药用：黑丑五钱，煨甘遂、大戟、广木香各一钱五分，沉香五分，槟榔四钱，炒莱菔子三钱，马鞭草、陈葫芦瓢各一两，半枝莲五钱，车前子四钱（包）。药后腹部膨胀疼痛渐减，大便仍干，尿量明显增多，腹大减小，服至10帖后，上方去半枝莲，改甘遂、大戟各二钱，加芫花一钱五分，商陆根二钱，再投数剂，胀宽水消，取得近期疗效。摘自：叶放，周仲瑛教授鼓胀临证医案心法，全国中西医结合肝病学术会议，2008年

3. 章次公医案：王男。因心脏衰弱而脚肿，因肿而心脏更衰。往年白昼肿，入夜则消，今则浸寻益肿不消。如

不积极治疗，将来肿势弥漫于腹部即难治矣。熟地 18g，山药 9g，肉桂 0.9g（研分 2 次吞），炮附块 6g，山萸肉 9g，丹皮 9g，茯苓 9g，泽泻 9g，破故纸 9g，葫芦瓢 18g。摘自：《章次公医案》

# 消、食亦

【原文】《素问·气厥论》："心移寒于肺，肺消，肺消者饮一溲二，死不治。……心移热于肺，传为鬲消。……大肠移热于胃，善食而瘦入，谓之食亦。胃移热于胆，亦曰食亦。"

【释义】肺消、鬲消，即上消。《灵枢·邪气脏腑病形篇》有"心脉微小为消瘅"，又有"肺脉微小为消瘅"，此正上消之义。王冰注："食亦者，谓食入移易而过，不生肌肤也。亦，易也。"食亦，此正中消之义。

【临床应用】

1.桑白皮、桑椹、天花粉、五倍子、生地、熟地、人参、黄芪、玄参、地骨皮、黄精、黄连、葛根、知母等等，有降血糖的作用。

2.中医药治疗糖尿病不仅在于降低血糖，更重要的是注重防治糖尿病并发症，起到提高生活质量和延长寿命的作用。

【案例】

1.杜雨茂医案：王某某，女，50岁，干部，1987年9月2日初诊。患者2年多以前忽感食难用饱，日进食四五顿仍有饥饿感，每于夜间醒来还要加餐，一昼夜进主食量由原来的0.5kg渐增至2kg，大便干燥，体重却渐减。曾在数家医院门诊及住院治疗，经多种检查排除了糖尿病及甲状腺功能亢进症等。其自罹病以来大便一直干燥，近因病情加重，日进食 2kg 仍感饥饿，四肢乏力。察患者体瘦，面色略黯，舌淡红苔灰白，脉细弦，尿黄，大便干结如栗。阅其以往服过之药方，多为滋补之剂。分析此病多食而不多饮，尿黄而量不多，时历两载有余，体虽瘦而未至形削，且尚可坚持轻工作，别无他苦。思《素问·气厥论篇》"大肠移热于胃，善食而瘦，谓之食亦。胃热移于胆，亦曰食亦"之论，正与此病相合。分析患者胃热则消谷善饥，大肠有热则便结，但因脾气虚弱，虽纳谷较多却不能很好地消化吸收其精微，故肌肉失养而形体反瘦。治宜清胃润肠，佐以健脾，方用白虎汤合四君子汤化裁：知母 10g，生石膏 25g，炙甘草 3g，薏苡仁 25g，升麻 9g，火麻仁 25g，党参 15g，白术 12g，云苓 12g。12 剂，水煎服，每日 1 剂。9 月 30 日二诊：服上药期间饥饿感减轻，夜间不需加餐，大便转润，但停药后诸症复如前，用上方加黄芩 9g，枳壳 9g，地骨皮 12g。12 剂，水煎服。10 月 14 日三诊：疗效不显，且感口渴，脉弦缓，舌红，苔白薄。考虑前方虽对证而清泄胃肠邪热之力不足，故拟用小承气、白虎及四君子汤合方化裁：酒军 6g，枳实 10g，厚朴 12g，知母 10g，生石膏 30g，炙甘草 6g，薏苡仁 30g，白术 12g，沙参 15g，麦冬 12g。12 剂，水煎服。11 月 8 日四诊：服 6 剂后即显效，继服 12 剂，各症渐消除，饭量正常，日进主食 0.5kg 左右，大便转常，近 20 天来体重较前增加 5kg，精神明显好转，唯劳累后感气短，脉弦细而滑，舌红，苔白薄。病已告愈，为巩固疗效计，宗前法增养阴之品，以防燥热复作。处方：

麦冬 10g，天冬 10g，丹参 18g，女贞子 12g，酒军 6g，枳实 10g，厚朴 12g，知母 10g，生石膏 30g，炙甘草 6g，薏苡仁 30g，白术 12g。6 剂，水煎服。服完上药，精神转佳，遂停药观察月余，前病未再反复，体健如常。摘自：赵天才、董正华、杜雨茂：辨治奇难病证验案 1 食亦，《中国中医药报》2011–03–31

2.张聿青医案：左，频渴引饮溲多。湿热内蕴，清津被耗，为膈消重症。煨石膏 12g，甜桔梗 3g，杏仁泥 9g，黑大豆 12g，黑山栀 3g，栝楼皮 9g，川贝母 12g，炒竹茹 3g，枇杷叶 2 片。摘自：《张聿青医案》

# 真头痛、头痛

**【原文】**《灵枢·厥病》："真头痛,头痛甚,脑尽痛,手足寒至节,死不治。头痛不可取于腧者,有所击堕,恶血在于内,若肉伤,痛未已,可则刺,不可远取也。头痛不可刺者,大痹为恶,日作者,可令少愈,不可已。头半寒痛,先取手少阳阳明,后取足少阳阳明。"

**【释义】**脑为髓海,真气所聚,受邪则痛不可忍,故真头痛为头痛中之危重病症。

**【临床应用】**

1.真头痛是以剧烈头痛,恶心呕吐,或伴意识障碍等为主要临床表现的病症,其病位在脑,病机以真火上炎,热毒闭阻为主,与现代医学中致颅内压增高的多种急危重症相关。

2.外感头痛多是由于外邪上扰清空,壅滞经络,络脉不通所致,内伤头痛多是与肝、脾、肾三脏的功能失调有关。

**【案例】**

1.董建华医案:殷某,男,32岁。初诊:1976年7月10日。3年前开始得头痛病,左侧尤甚。初起痛微,病呈阵发。最近一年发作频繁,尤以春夏为剧。此次发作已历2月有余,痛势不减,剧烈时感抽掣,并伴恶心,饮食乏味,口苦,二便正常,舌质红,苔根黄腻,脉象弦细。西医检查：颅神经及眼底正常，无运动感觉阻碍，反射正常，无锥体束征；颅脑检查比例，1格=2cm；右侧颞部检查，中线波3.8格，出波7格；左侧颞部检查，中线波3.8格，出波7格。结论为中线波未见明显偏移。诊断：血管性头痛。屡经中西医治疗效果不显。证属瘀血头痛，久痛不止。治宜通窍活血化瘀。处方：当归10g，赤芍6g，川芎10g，桃仁6g，红花6g，生姜10g（切碎），葱白6g（切碎）。煎法：上药用黄酒250g浸泡，煎至一酒杯，取药汁去渣，用麝香0.15g（绢布包）入药汁，再煎二三沸，取出麝香（此包麝香可作3剂药用），温服。服法：每天服药1剂，连服3天，停3天；再连服3天，再停3天。如此循环，共进12剂。二诊：1976年8月10日。服上药12剂，头痛诸症均消。随访5年余，未见复发。摘自：头痛医案五则，《湖北中医杂志》1985年第4期

2.蒲辅周医案：申某某，29岁，女，已婚，干部，1960年9月7日初诊。主诉9个月来头痛，以前额及两颞部为甚。开始由于过劳及睡眠不足，渐觉双目视物不清，似有云雾状物阻碍着，以左目为甚。咽部常有异物阻堵感，在发病后二十多天，曾住入本市某医院检查：眼底及周边视野无明显改变，中心视野有双颞侧缺损。咽后壁不平滑，曾经多次会诊确诊为咽后壁囊肿。头痛及眼病，曾请国内外多位专家会诊，诊断为蜘蛛膜炎（视交叉部）及颅咽管瘤待除外。尚乏好的治疗办法，三个月来经针灸及中药汤剂治疗，亦效果不显，食欲及二便正常。脉象左关沉弦急，余沉细，舌质淡，中心微有腻黄苔，诊断属血虚肝肾真阴不足，肝火上炎，治宜养血滋肝肾之阴，兼清降肝火并宜

缓图。处方：干生地 90g，白芍 30g，当归 30g，川芎 24g，潼蒺藜 30g，白蒺藜 30g，决明子 30g，煅石决明 60g，女贞子 60g，石斛 60g，蝉衣 30g，谷精珠 30g，建曲 60g，菟丝子 30g，桑叶 30g，黄菊花 30g，枸杞 30g，覆盆子 30g，青葙子 30g，茺蔚子 30g，夜明砂 30g（炒香），共为粗末和匀，分 30 包，每剂约 24g，每天 1 包，纱布包煎服。同年 12 月 21 日二诊：自觉服药后头痛已减，视物较前清楚，近来在医院检查视力及视野都有好转，已恢复半天工作，但看书近、久，左目仍胀。食欲、二便均正常。原方去决明子之泻火，加地骨皮 30g 以强阴，仍为粗末同上服法。1961 年 5 月 29 日三诊：服药后自觉大有进步，头痛又减，视力已转佳，左眼稍差，食欲及二便正常。脉沉细迟，舌淡无苔，肝火已平，原方去菊花，改用红花 15g，桂枝（去皮）30g，以和血通络。仍为粗末，分成 60 包，再小其剂，每日煎服 1 包，以后照原方略加减，续服 6 个月后症状基本消失。摘自：《蒲辅周医案》

# 项痛

【原文】《灵枢·杂病》："项痛不可俯仰，刺足太阳，不可以顾，刺手太阳也。"

【释义】足太阳脉行项，故不可俯仰取之。手太阳脉行项左右，故不得顾取之也。

【临床应用】

1.由风寒之邪侵袭，邪客于太阳之络，或气血凝滞经络，致项部肌肉筋脉作痛。分属手太阳和足太阳的后溪、昆仑可以缓解颈型颈椎病所引起的项痛、不可以俯仰、不可以顾等症状。

2.由风寒之邪侵袭，或气血凝滞经络所致。感冒风寒者，用驱邪汤；痰盛者，用消风豁痰汤；湿盛者，用加味胜湿汤；血虚火盛筋燥者，项强急，动则微痛，用疏风滋血汤；闪挫、久坐、失枕所致者，项强不可转移，多由肾虚不能生肝，肝血虚，无以养筋，常服六味丸（《医碥·项强痛》）；腮项相连肿痛，发热便闭者，宜防风通圣散。

【案例】

1.朱丹溪医案：一男子项强，不能回顾，动则微痛，诊其脉弦而数实，右手为甚，作痰热客太阳经治，以二陈汤加黄芩、羌活、红花服之，后二日愈。摘自：《丹溪治法心要·背项痛》

2.裴永清医案：郝某某，男，32 岁，北京市工商银行任职，1998 年 5 月 11 日初诊。自诉病后脖子痛、肩痛、后背痛，伴有背恶寒，已 2 年之久。曾在医院按风湿性肌痛症、筋膜炎、多发性肌痛症、风湿病等治疗，服用过多种抗风湿、止痛药等均无明显改善，遂就诊中医药治疗。余查询患者，得知该患者常年在家坚持冷水浴，每到冬季还去北京什刹海冬游。近两年因肩背痛已直接影响生活和工作，连上下班骑自行车都疼，而改乘公交车上下班，并停止冬游，但仍坚持天天冷水浴。其后项、双肩、后背疼痛都是在转动脖子、或转动身体、或弯腰、或咳嗽、或打喷嚏、或餐后打嗝时发生，静坐或身体不动时不发生疼痛。余查其舌苔白滑，脉弦。病名诊断：项背强几几（中医病名）。中医辨证：外寒挟湿，侵袭足太阳经脉。中医治则：辛温散寒，兼以祛湿。中医处方用药：葛根汤加苍术。桂枝 12g，赤芍 12g，生姜 9g，红大枣 3 枚（掰），炙甘草 6g，生麻黄 6g，葛根 9g，苍术 12g。3 剂，水煎服。日服 1 剂，早晚分温服之，服药后加薄被温覆 2 个小时，以使汗出。嘱其忌生冷黏腻，停止冷水浴冲身。患者服 3 剂药后，于 5 月 15 日复诊告之，服药后病症无任何改善，药后没有汗出，也无其他不适感。余查其舌脉同前，沉思许久，认为药与病相符，仍投原方 3 剂治之，生麻黄用量增至 12g，葛根用量增至 12g，煎服同前法。5 月 20 日，该患者再次复诊时告之，其后项及肩痛已消失，仅感觉后背尚有微痛和微恶寒，但程度已轻，可以骑自行车上下班了，患者很高兴，并告知其每于服药后 30min 左右全身汗出，无其他不适感觉。余认定此寒湿之邪已有所消减，遂于方中将麻、葛之用量恢复至初诊 6g 和

9g，再投 3 剂，煎服同前法。5 月 25 日患者就诊时告之，其 2 年之病痛之苦已完全消失，就是出现了一动就出汗的现象，余以玉屏风散 3 剂以善其后。摘自：《全国名老中医临床验案精选·裴永清医案医话》

# 背痛

【原文】《素问·举痛论》："寒气客于背俞之脉则脉泣，脉泣则血虚，血虚则痛，其俞注于心，故相引而痛，按之则热气至，热气至则痛止矣。"

【释义】背俞穴为五脏六腑之气输注于背腰部的腧穴，杨上善认为"背俞之脉"即指足太阳膀胱经。此为太阳经风寒。

【临床应用】

1. 外感风寒之邪，侵袭足太阳经所致者，症见背痛或兼板滞，牵连肩项，或连腰部，可兼有恶寒等症，治宜祛风散寒，疏通经气，用羌活胜湿汤加减。

2. 背为脏腑腧穴所在，脏腑发生疾病，都会引起背痛。如肺俞在背，故肺病令人逆气喘咳，肩背痛（见《杂病源流犀烛》）。亦有因肾气逆冲挟脊而上攻背痛者，系督脉主病，治在少阴。亦有肝浊逆冲，从腹上攻而致背痛者，系冲任主病，治在厥阴（见《类证治裁·肩背手臂痛》）。亦可并见于胸痹、心痛等症。

【案例】

1. 卢不远医案：卢不远治浦江张二如，病脊膂痛，难于起拜，形伛偻，楚甚。卢诊之，谓曰：此房后风入髓中，骨气不精，故屈伸不利。用龟鹿四仙胶，服三月以填骨髓，

佐透冰丹二十粒，以祛肾风，遂全愈。摘自：《古今医案按·背痛》

　　2.叶天士医案：孙，二四，肾气攻背项强，溺频且多，督脉不摄，腰重头疼，难以转侧，先与通阳。宗许学士法。川椒炒出汗三分，川桂枝一钱，川附子一钱，茯苓一钱半，生白术一钱，生远志一钱。凡冲气攻痛，从背而上者，系督脉主病，治在少阴。从腹而上者，治在厥阴，系冲任主病，或填补阳明。此治病之宗旨也。摘自：《临证指南医案·肩臂背痛》

# 胃脘痛

【原文】《灵枢·经脉》："脾足太阴之脉……是动则病舌本强，食则呕，胃脘痛，腹胀善噫，得后与气则快然如衰。"

【释义】胃脘痛是足太阴脾经经气异常所产生的病证之一。

【临床应用】

《灵枢·经脉》："为此诸病，盛则泻之，虚则补之，热则疾之，寒则为之，陷下则灸之，不盛不虚，以经取之。"

【案例】

1.叶天士医案：某，胃痛已久，间发风疹，此非客气外感，由乎情怀郁勃，气血少于流畅。夫思虑郁结，心脾营血暗伤，年前主归脾一法，原有成效。今食减形瘦，当培中土，而理营辅之。异功加归芍，用南枣肉汤泛丸。摘自：《临证指南医案·胃脘痛》

2.陆渊雷医案：陈女，初诊，胃脘痛彻背，槌之得噫气，痛无间饥饱，大便好，脉细弱，舌白。良姜3g，制香附9g，瓜蒌9g，薤白12g，桂枝6g，白芍9g，炒乌药9g，炒小茴6g，姜半夏12g，陈皮6g。二诊，脘痛止，今有头痛形寒，脉微弱，舌稍白，仍须温。柴胡9g，桂枝尖6g，良姜3g，制香附9g，姜夏12g，蔓荆子6g，赤芍6g，炒乌

药 6g，炒小茴 6g，红枣 4 枚。摘自：《陆渊雷医案·胃脘痛》

3.吴佩衡医案：顾某某，男，年四旬，云南省鲁甸县人，住上海马斯南路息庐三号。肾气虚，脾湿素重，时值酷暑炎热季节，常食西瓜凉饮，夜卧贪凉，复受冷风所袭，遂致脘腹疼痛不止，痛极则彻及心胸腰背，水米不下，汗出淋漓，辗转反侧睡卧不安，时时呻吟。余诊之，颜面青黯，舌苔白滑质含青色，脉来一息两至半，沉迟无力，手足厥冷。此乃肝肾之阴夹寒水脾湿凝聚三焦，凌心犯胃，阳不足以运行，而成是状。先以上肉桂 10g 研末泡水与服之。服后旋即呕吐涎沫碗许，此为寒湿外除佳兆，继以吴萸四逆汤加味治之。附片 100g，干姜 30g，上肉桂 10g（研末，泡水兑入），公丁 6g，白胡椒 6g（捣末，分次吞服），吴萸 10g，甘草 10g。服 19 剂，涌吐酸苦涎水两大碗，痛减其半。再服一剂，又吐涎水两大碗，其痛大减，遂得安卧。次晚续诊，脉已一息四至，汗止厥回，诸痛俱瘥。继以桂附理中汤二剂调理而愈。摘自：《吴佩衡医案·寒湿胃痛医案》

# 心痹

【原文】《素问·痹论》："脉痹不已，复感于邪，内舍于心。……心痹者，脉不通，烦则心下鼓。暴上气而喘，嗌干善噫，厥气上则恐。"

【释义】心痹内因七情伤脾损心血，使正气不足，形体日渐虚衰，复感于外邪侵袭，侵犯于心而成心痹。临床多表现为咳喘心悸不得卧，动则心悸更甚，口唇发紫，颜面和两下肢浮肿。心阳欲脱者则表现为呼吸喘促，心烦不安，汗出肢冷，脉微欲绝等。

【临床应用】

1. 脉痹的治疗以通为原则，主要应从瘀论治，以活血通脉立法，但须明晰病因，详细辨证，或结合益气、养血、滋阴、温阳以扶正，或结合散寒、清热、解毒、祛湿、化痰诸法以驱邪，共达通脉之功。

2. 心痹的治疗以养心扶正祛邪、活血通脉为原则，根据病情可选用人参养荣汤、归脾汤、生脉散、真武汤、丹参饮等。结合患者的体质和病理变化，可适当加一些活血化瘀之品，以达补而不滞，攻不伤正。

【案例】

1. 邓铁涛医案：某女，40岁。病史：患者少年时患风湿性关节炎，20岁时发现有风湿性心脏病。30岁怀孕，生产时出现心衰，10年来心悸、气促、水肿反复发作，经中西医诊治不能完全缓解。此次复发急重，于1983年3月7日入我院急诊室留观治疗。入院时患者自觉心悸不宁，胸闷，喘促短气难续，咳咯白色泡沫痰，小便量少，下半身水肿。神清倦怠，急重病容，喘促声怯，强迫半坐卧位。面色苍白，暗晦，口唇、肢端轻度紫绀。右下胸肋间饱满，叩诊呈实音，呼吸音消失；其余肺野可闻少量干湿啰音。心尖搏动弥散，心前区可扪及不规则搏动，有猫喘；心界向左下扩大，可闻及四级收缩期杂音、二级舒张期杂音，心律不规则，心率120次/分。腹软，肝上界叩诊音不清，下界于右肋下4cm可扪及，质中边钝，有压痛，肝颈静脉回流征阳性。脾于左肋下仅可触及。臀部以下凹陷性水肿。肝功能：除血清谷丙转氨酶160U外，其余均正常。X线：心脏向两侧扩大，搏动不规则，右胸腔中等量积液。心电图：快速房颤伴室内差异传导，左右心室肥大、心肌劳损。超声心动图：二窄加二漏，全心各房室均扩大。入院后，中药曾用真武汤加丹参，每日1剂。西药先后用过西地兰、地高辛、心得安、多巴胺、双氢克尿噻、氯化钾、肌苷、维生素 $B_1$、氨茶碱、青霉素等。心悸、气促稍减轻，但水肿未消，仍房颤，心室率120次/分。遂请余会诊。诊查：除上述见症外，舌淡胖黯，苔薄白，脉促，沉细无力。辨证：心悸、水肿、喘证，兼悬饮。治法：病情复杂，形势危急。四诊合参，可知五脏俱病，标证实而本大虚，概括起来为痰、瘀、毒、虚。治疗上应从这四方面去扶正祛邪，随变随应，方能救治患者渡过难关。处方：①高丽参注射液2ml加50%葡萄糖40ml，静注，每日1～2次；或每日炖服红参10g。②熟附子 15g，白术 20g，茯苓 15g，生姜 3 片，白芍 12g，桂枝 12g，炙甘草 9g，黄芪 30g，防己 15g，丹参 30g。每日 1 剂，上午水煎服，下午复渣再煎服。并暂停西药。二诊：病者经用上方药 7 天（西药逐步停用，单用中药，3 天后住院医生加用复方丹参注射液 4ml，肌注，每日 2 次）后，小便量每天增至 2000ml 以上，水肿逐渐消退，手足转暖，精神较佳，每餐能进食一小碗饭，心悸、气促、肝区痛等也明显减轻，可在病房内走动。但下肢仍有轻度水肿，夜晚失眠、梦多，觉心烦，心率 90 次 / 分；心律不整，右胸腔还有少量积液，舌淡红仍暗，苔少，脉仍细数促、较前有力。此为胃气渐复，阳气能抵达四末，温化膀胱，病有转机，预后有望，但因利水过偏，渐现心阴不足、心神不宁之象。遂按上方减少温阳利水药，加入益气养阴安神药。处方：党参 30g，麦冬 12g，五味子 9g，白术 15g，茯苓 20g，白芍 15g，桂枝 6g，枣仁 20g，黄精 20g，丹参 30g。每日 1 剂。另参须 15g，每周炖服 2 ~ 3 次。在调理上，教导病人思想乐观，避免六淫、七情所伤，注意饮食宜忌，劳逸适中。可行力所能及的活动和锻炼，如散步、做气功、打太极拳等，促使气血流畅，增强抗病能力。病人离院后遵上方加减服药，并按法调理。1 个月后随访，心率减慢至 80 次左右 / 分，仍房颤，水肿全消退。病情较稳定，可从事较轻的家务劳动。摘自：《邓铁涛医案与研究》

2. 吴立文医案：患者李某，女，62 岁，农民，于 2002 年 12 月 24 日来诊。自述于同年 7 月右下肢经常疼痛，逐渐加重，昼轻夜重，有时痛甚，继而发现右下肢由下而上逐渐肿起，近来发展到膝关节以上亦肿。曾在当地乡、县医院治疗，未见明显疗效，于 12 月初到某医院检查，经血管造影，诊为右下肢多发性静脉血栓，因经济较为困难，未住院治疗而延中医诊治。目前，自感右下肢疼痛较甚，日夜作痛，夜间更剧，经常自服止痛片暂时缓解。查右下肢自脚而上直至股中上部皆肿，按之凹陷，肤色无明显改变。右下肢软而乏力，行走困难。舌质暗红，边有齿痕，脉弦细涩。诊为脉痹，证属气虚血瘀，脉络阻痹，水停为肿。治取益气活血、化瘀利水之法。方用补阳还五汤、活血效灵丹、当归芍药散合方加减。处方：当归 30g、丹参 30g、制乳香 8g、制没药 8g、茯苓 20g、泽泻 10g、桃仁 10g、红花 10g、水蛭 10g、生黄芪 30g、汉防己 15g、川牛膝 30g、地龙 15g、延胡索 10g、焦神曲 15g。10 剂，1 日 1 剂，水煎分 2 次服。2003 年 1 月 3 日复诊：药后肢肿及疼痛均有减轻，查右膝以上已不肿，膝以下仍肿，舌脉如前。仍按原方，嘱其坚持服用 1 个月左右。3 月初告知右腿肿胀已消，疼痛也明显减轻，但夜间还时有痛感。遂减利水之茯苓、泽泻、防己，加鸡内金 10g，继续调治。摘自：吴立文，脉痹从瘀辨治，《甘肃中医学院学报》2005 年第 2 期

# 心病

【原文】《素问·脏气法时论》："心病者，胸中痛，胁支满，胁下痛，膺背肩胛间痛，两臂内痛。虚则胸腹大，胁下与腰相引而痛。取其经，少阴太阳舌下血者，其变病，刺郄中血者。"

【释义】心病，此即胸痹心痛。

【临床应用】

胸痹心痛的治疗必须因人制宜，辨证求因，审因论治，如胸阳不运的胸疼，可用瓜蒌薤白枳实汤，加田三七、降香、灵脂、救心丸等以活血化瘀通阳。如属胸阳不通，胸疼短气，面色苍白，汗出淋漓，脉微细，可选用参附汤加龙骨、牡蛎、丹参、桂枝，加服七厘散、救心丸等以回阳救脱。

【案例】

1.吴佩衡医案：杨某，年五十余，某年二月患胸痹心痛证，曾服桂附理中汤，重用党参、于术并加当归，服后病未见减。每于发作之时，心胸撮痛，有如气结在胸，甚则痛彻肩背，水米不进。痛急则面唇发青，冷汗淋漓，脉息迟弱，昏绝欲毙，危在旦夕。此乃土虚无以制水，阳衰不能镇阴，致下焦肝肾阴邪夹寒水上凌心肺之阳而成是状。然寒水已犯中宫，骤以参术当归之峻补，有如高筑堤堰堵截水道，水邪无由所出之路，岸高浪急，阴气上游，势必凌心作痛。斯时不宜壅补过早，弥法当振奋心阳，使心气旺盛，则阴寒水邪自散矣。方用四逆汤合瓜蒌薤白汤加桂。天雄片100g，干姜30g，薤白10g，瓜蒌实10g，公丁10g，上肉桂10g（研末，泡水兑入），甘草5g。一剂痛减其半，二剂加茯苓30g，以化气行水，则痛减七八分，三剂后胸痛若失。摘自：《吴佩衡医案·胸痹心痛医案》

2. 范新发医案：患者，男，50岁，2012年9月8日初诊。发作性胸闷，心悸1年，加重半月来诊。患者体胖，平素应酬多，工作繁忙。症见：胸闷，胸痛，活动及安静时均可发作，伴有肢体沉重，乏力，少寐，便软，每日2~3次，舌质暗，苔白腻，脉弦滑。既往有高血压病史。心电图：窦性心律，V1~V6 T波低平。血脂：总胆固醇：6.1mmol／L。中医诊断：胸痹心痛，痰瘀湿热互结，闭阻胸阳，郁热扰心。患者素食肥甘厚味，易生痰生湿生热，工作压力大，体力活动少，易气行不畅生郁，气滞血瘀，痰瘀交阻，阻于胸阳，胸阳不振、心脉痹阻而致胸闷、胸痛；痰湿困脾，脾运失职，故肢体困重，乏力，便软；患者工作压力大，易生郁，郁久化热扰心，故少寐，舌质暗，苔白腻，脉弦滑均为痰瘀互阻，闭阻胸阳，郁热扰心之象。治宜理气活血，化瘀除痰，宽胸通阳，清热。处方：瓜蒌5g、薤白10g、黄连10g、清半夏10g、桂枝10g、丹参20g、檀香6g、砂仁6g、厚朴10g、枳实10g、降香8g、茜草20g、三七粉（冲服）5g、陈皮10g、茯苓30g、葶苈子15g、玄参10g、银花10g、柴胡10g、黄芩10g、薄荷10g、当归10g。水煎服，每天1剂，早晚2次分服。7剂后复诊，症状好转，效不更方，继服7剂，安静时无胸闷发作，活动可诱发，上方加黄精10g、党参15g，去玄参、银花，加减继服 40 余剂，诸症消失。摘自：杨红艳、赵东东，范新发.治疗胸痹心痛经验点滴，《环球中医药》2003 年第 9 期

# 真心痛

【原文】《灵枢·厥病》："真心痛，手足青至节，心痛甚，旦发夕死，夕发旦死。心痛不可刺者，中有盛聚，不可取于腧。"

【释义】真心痛乃胸痹的进一步发展，症见心痛剧烈，甚则持续不解，伴有汗出、肢冷、面白、唇紫、手足青紫、脉微或结代等危重证候。

【临床应用】真心痛在发作期间必须选用有效止痛作用药物，以迅速缓解心痛的症状。疼痛缓解后予以辨证施治，常以补气活血、温阳通脉为法。

【案例】

1. 秦伯未医案：章某某，男，69岁。主诉：心前区刺痛间断性发作已10多年，近来发作频繁，痛时放射至左肩臂，特别表现在两手臂内侧肘腕之间有一线作痛，伴见胸闷心悸，睡眠不安。诊查：脉象细数。治法：初拟和心血，通心气。处方：丹参10g，郁金6g，红花6g，橘络6g，旋覆花6g（包煎），菖蒲10g，远志6g，枣仁10g。二诊：服上方药半个月后，疼痛次数减少，程度亦轻。继以养心为主，佐以调气和血。处方：人参粉1g（冲服），生地10g，麦冬10g，桂枝5g，远志6g，枣仁10g，丹参10g，西红花6g，郁金6g，血竭6g，香附10g，檀香3g，乳香5g，三七粉1g（冲服）。以上诸药随证加减，服至 8 个月后，心前区疼痛由原来每天 10 多次减为一两次，原为刺痛，现在是隐痛，亦不放射至肩背；以前疲劳即发，须卧床数日，近两个月来工作较忙且上夜班，亦能支持；其他面色、睡眠均佳。心电图复查心肌供血也有好转。当服药 3 个月时，因肘腕间掣痛不减，曾用大活络丹协助活络，每日半丸，连服 10 余天后痛即消失，亦未复发。摘自：《秦伯未医案·真心痛案》

2. 李天云医案：刘某，男，54 岁。因阵发性胸痛，气短胸闷 2 天，于 1982 年 8 月 22 日以冠心病、心绞痛收住院。病人两天前，夜间突然憋醒，心前区压榨性疼痛，肢冷汗出，持续 2～3 分钟消失，次日又出现阵发性疼痛数次，痛后自感胸闷气短，查体 BP21.3/13kPa，双肺听诊正常，心音低钝、律整，腹软，肝脾大小正常。经输液治疗 3 天，疼痛次数不减，仍胸闷憋气，疼痛有时较剧，邀余诊治。病人胸痛胸闷，心慌心烦，纳呆乏力，恶寒肢冷，观病人面色潮红，舌质红，舌苔黄腻，脉弦滑有力，拟胸痹症。柴胡桂枝汤加全蒌、丹参、枣仁治之。服 3 剂，症情大减，胸痛除，食增神爽，守方继服，调治一周痊愈出院。摘自：《伤寒名医验案精选·柴胡桂枝汤九》

# 胁下痛

【原文】《素问·脏气法时论》："肝病者，两胁下痛引少腹，令人善怒。……取其经，厥阴与少阳。"

【释义】肝胆经脉布胁肋，故两侧胁肋下疼痛责之。

【临床应用】

以辛补之，以酸泻之。肝苦急，急食甘以缓之。

【案例】

1. 楼英医案：一妇人气晕，两胁胸背皆痛，口干。青皮、半夏五钱，白术、黄芩、川芎三钱，木通二钱半，陈皮二钱，桔梗二钱，甘草（炙）五分，上分六帖，煎热服。又：胁下有食积一条扛起，加吴茱萸、炒黄连。摘自：《医学纲目》

2. 吴鞠通医案：伊芳氏，二十岁。肝郁胁痛病名肝着，亦妇科之常证，无足怪者。奈医者不识，见其有寒热也，误以为风寒而用风药。夫肝主风，同气相求，以风从风，致令肝风鸱张；肝主筋，致令一身筋胀；肝开窍于目，致令昼夜目不合、不得卧者七八日；肝主疏泄，肝病则有升无降，失其疏泄之职，故不大便，小溲仅通而短赤特甚。医者又不识，误以为肠胃之病，而以大黄通之，麻仁润之，致令不食不饥，不便不寐，六脉洪大无伦，身热，且坐不得卧，时时欲呕，烦躁欲怒，是两犯逆也。《金匮》论一逆尚引日，再逆促命期，不待智者而知其难愈也。议宣通络脉法，肝藏血，络主血故也，必加苦寒泄热，脉沉洪有力，且胆居肝内，肝病胆即相随故也。旋覆花五钱，炒黄连二钱，桃仁四钱，归须四钱，郁金三钱，川楝皮五钱，新绛四钱，绛香末四钱，苏子四钱，急流水八碗。又，服前方见小效，即于前方内加：丹皮（炒黑）三钱，生香附二钱，减川楝皮二钱。又，胁痛减其大半，但不得寐，时时欲呕，拟两和阳明厥阴，仍兼宣络。半夏（醋炒）五钱，青皮钱半，降香末三钱，新绛三钱，归须三钱，苏子霜三钱，秫米一撮，桃仁三钱，川楝皮二钱，广郁金二钱，黄芩二钱，煮三碗，日二夜一。又，昨方业已效，今日复苦药，即苦与辛合，能降能通之意，即于前方内加：姜汁炒，古勇黄连二钱。又，昨用苦辛法，脉减便通。今日腹中觉痛，将近经期，一以宣络为主。新绛五钱，苏子霜二钱，丹皮（炒）二钱，制香附二钱，两头尖二两，旋覆花五钱，元胡索二钱，条芩（酒炒）钱半，桃仁泥四钱，降香末三钱，归须三钱，郁金三钱，水八碗，煮取三杯，日二夜一。又，昨日一味通络，已得大便通利，腹中痛止，但不成寐；今日用胃不和则卧不安，饮以半夏汤，覆杯则寐法，仍兼宣络。此仲景先师所谓冲脉累及阳明，先治冲脉后治阳明也。半夏一两，旋覆花五钱，降香末二钱，秫米二两，新绛四钱，水十杯，煮成四杯，日三夜一。又，昨与半夏汤和胃，业已得寐，但脉沉数，溲赤短，议加苦药，泄肝热而通小肠火府。半夏六钱，降香末三钱，黄柏（盐水炒）二钱，秫米一两，新绛四钱，旋覆花五钱，生香附三钱，黄连（炒）二钱，煎法如前。又，昨日和胃宣络，兼用苦通火府，今日得寐，溲色稍淡，口亦知味，是阳明有渐和之。惟胸中微痛，背亦掣痛，按肝脉络胸，背则太阳经也。

是由厥阴而累及少阳，肝胆为夫妻也；由少阳而累及太阳，少太为兄弟也。今日仍用前法，加通太阳络法。半夏五钱，降香末三钱，黄柏（盐水炒）钱半，旋覆花三钱，古勇黄连一钱，桂枝尖三钱，新绛三钱，秣米六钱，生香附三钱，煎法如前。摘自：《吴鞠通医案·胁痛》

# 腹痛

**【原文】**《素问·举痛论》："寒气客于肠胃之间，膜原之下，血不得散，小络急引故痛，按之则血气散，故按之痛止。……寒气客于肠胃，厥逆上出，故痛而呕也。寒气客于小肠，小肠不得成聚，故后泄腹痛矣。热气留于小肠，肠中痛，瘅热焦渴，则坚干不得出，故痛而闭不通矣。"

**【释义】**寒邪入侵，滞留肠、胃、经、络，是导致腹痛的主要原因。

**【临床应用】**治疗腹痛多以"通"字立法，应根据辨证的虚实寒热，在气在血，确立治法。在通法的基础上，结合审证求因，标本兼治。属实者，重在祛邪疏导；对虚痛应温中补虚，益气养血，不可滥施攻下。

**【案例】**

1. 虞天民医案：虞天民治一人，壮年寒月，入水网鱼，饥食冷粥，腹大痛，二昼夜不止。医用大黄丸、大承气，下粪水而痛愈甚。诊其六脉沉伏而实，面青黑色。虞曰：此大寒证，及下焦有燥矢作痛，先与丁附治中汤一帖，又灸气海穴二十一壮，痛减半；继以巴豆、沉香、木香作丸如绿豆大，生姜汁送下五粒，下五七次而愈。摘自：《古今医案按·腹痛》

2.陈宝贵医案：韩某，女，31 岁，2007 年 9 月 15 日初诊。患者诉因饮冷后腹痛 2 天来诊。2 天前天气炎热，饮大量冰水以解热，之后出现腹痛腹泻，呃逆，畏寒，腹部怕风，舌淡，苔白，脉弦紧。证属寒邪伤胃。治以温中散寒，理气止痛。处方：党参 15g，干姜 10g，良姜 10g，茯苓 15g，香附 10g，半夏 10g，陈皮 10g，甘草 10g。3 剂，水煎 300ml，分早晚 2 次饭后温服，每日 1 剂。1 剂痛减，共服 3 剂而病愈。摘自：《陈宝贵医案》

# 腰痛

【原文】《素问·病能论》："帝曰：有病厥者，诊右脉沉而紧，左脉浮而迟，不然病主安在？岐伯曰：冬诊之，右脉固当沉紧，此应四时，左脉浮而迟，此逆四时，在左当主病在肾，颇关在肺，当腰痛也。帝曰：何以言之？岐伯曰：少阴脉贯肾络肺，今得肺脉，肾为之病，故肾为腰痛之病也。"

【释义】腰者肾之府，凡言虚证，皆两肾自病耳。

【临床应用】《证治汇补·腰痛》指出："唯补肾为先，而后随邪之所见者以施治，标急则治标，本急则治本，初痛宜疏邪滞，理经隧，久痛宜补真元，养血气。"治疗时实证重在祛邪通脉活络，虚证重在扶正，补肝肾、强腰膝、健脾气是常用治法。腰痛日久，虚实夹杂，治疗应掌握标本虚实，选用祛邪和培本的方法。

【案例】

1. 张聿青医案：席某，痛胀退而复甚，腰膂作酸，大便不调，痰湿之闭阻虽开，而肝肾之络暗损。宜舍标治本，而通和奇脉。干苁蓉、酒炒当归各二钱，杜仲、盐水炒菟丝子、甘杞子、川桂枝、柏子霜各三钱，炒萸肉、酒炒白芍、橘络叶各一钱五分。二诊：通和奇脉，脉症相安，惟腰府仍然作酸，大便涩滞。营络不和，前法进退。干苁蓉三钱，川桂枝四分，柏子霜三钱，盐水炒厚杜仲三钱，酒炒白芍二钱，粉归身二钱，酒炒淮牛膝三钱，川断肉三钱，火麻仁三钱。三诊：脉症相安，腰府作酸，还是络虚气滞。效方扩充。川桂枝四分，甘杞子三钱，干苁蓉二钱，柏子霜各三钱，火麻仁三钱，酒炒当归身二钱，酒炒杭白芍一钱五分，盐水炒菟丝子三钱，炒萸肉一钱五分，盐水炒补骨脂三钱。四诊：腰酸作痛递减，痰带灰黑，肾寒肺热。前法参以化痰。竹沥半夏一钱五分，酒炒淮牛膝三钱，厚杜仲三钱，菟丝子三钱，广橘红一钱，海蛤粉三钱，川桂枝四分，火麻仁三钱，炒竹茹一钱，甘杞子三钱，干苁蓉二钱。五诊：肝肾空虚，络气不宣，腰酸气阻，痰带灰黑。再益肝肾而宣络气。厚杜仲三钱，甘杞子三钱，柏子霜三钱，白茯苓三钱，干苁蓉三钱，制香附二钱（打），橘红络各一钱，旋覆花二钱（包），海蛤粉三钱，杜仲三钱，冬瓜子三钱。六诊：肝肾不足，湿痰有余，时分时开时阻，络遂因而不宣。再调气化痰，以宣络遂。制香附二钱，炒枳壳一钱，半夏一钱五分，旋覆花一钱五分，橘红络各一钱，海蛤粉三钱，杜仲三钱，越鞠丸三钱（先服）。摘自：《张聿青医案》

2. 施杞医案：原某（日），男，48岁。腰痛6年，时作时休。腰痛6年，搬重物后而引发。本次无原因突发再次疼痛。嗜酒，素有肝脏功能不佳。夜寐，二便均尚可。苔薄质胖色紫，脉弦滑。检查：腰活动受限（＋），腰椎压痛（±），两腰肌压痛（＋＋）。诊断：腰肌劳损。治则：调和气血，补益肝肾，祛痰化瘀。处方：炙黄芪30g，党参、丹参、全当归、赤芍、白芍、大川芎、生地、熟地各12g，软柴胡 9g，炒黄芩 9g，巴戟天 15g，补骨脂 12g，砂仁、蔻仁各 3g，川楝子 12g，延胡索 12g，炙乳香 9g，香谷芽 12g，炙甘草 5g，14 剂。2 周后电话随访，症状已解。摘自：《施杞医案·腰肌劳损》

# 腰脽痛

【原文】《素问•六元正纪大论》："太阴之政……湿寒合德……终之气，寒大举，湿大化，霜乃积，阴乃凝，水坚冰，阳光不治。感于寒则病人关节禁固，腰脽痛，寒湿推于气交而为疾也。必折其郁气，而取化源，益其岁气，无使邪胜，食岁谷以全其真，食间谷以保其精。故岁宜以苦燥之温之，甚者发之泄之。不发不泄，则湿气外溢，肉溃皮拆而水血交流。必赞其阳火，令御甚寒，从气异同，少多其判也，同寒者以热化，同湿者以燥化，异者少之，同者多之，用凉远凉，用寒远寒，用温远温，用热远热，食宜同法。假者反之，此其道也，反是者病也。"

【释义】腰椎痛。

【临床应用】

1.伤于湿者，下先受之。腰椎痛多风湿，寒湿或者湿热为主。故当以治湿为主，其间佐温、佐清、佐散，随证制方。

2.《东医宝鉴》指出，两腰眼横过处痛，乃足少阴；连腿痛，乃足太阳；连脊及项痛，亦足太阳，连胯痛，乃足少阳；连膝痛，乃足少阴、厥阴。

【案例】

1.乔保钧医案：孟某某，女，32岁。1984年7月21日初诊：10月来右下肢持续疼痛，自腰臀部沿股外侧呈电击样向下放射，累则加剧，甚则右足不能履地，行走困难，其夫背着来诊，右下肢沉困、怕凉，口和，食可，二便调，舌质红，苔薄白，脉沉缓。辨证：属气虚寒凝，经气痹阻。治法：益气温经，活血通络。方药：黄芪桂枝五物汤合麻黄附子细辛汤化裁：生黄芪30g，桂枝9g，白芍30g，当归15g，川芎9g，川牛膝13g，麻黄7g，附子5g，细辛4g，桑寄生15g，秦艽15g，威灵仙15g，红花9g，鸡血藤30g，豨莶草15g，盐小茴3g。5剂，水煎服。7月27日二诊：上药1剂，全身微微汗出，汗后周身轻舒，又剂，畅汗，下肢痛减，足敢履地，尽剂，腰腿疼痛明显减轻，依杖自行来诊。口和，食可，二便调，舌质红，苔薄黄，脉沉弦。上方去麻黄、附子，加川断、狗脊、川木瓜各15g，继服5剂。3月后追访，药尽病除，一直未犯。摘自：乔振钢，《乔保钧医案》

2.施杞医案：沈某某，男，70岁。首诊：1998年8月13日。腰痛间隙性跛行2月余。素有腰痛，近2月步行半里路程，即感右下肢麻木，胀痛。有室性早搏史。胃纳、二便、夜寐均可。苔薄腻，脉弦小。检查：腰椎压痛（＋），叩击痛（＋）。MRI检查示：L3/4、L4/5、L5/S1椎间盘突出；椎管狭窄。辨证：气血不和，肝肾不足。诊断：腰突症，腰椎管狭窄症。治则：调和气血，补益肝肾。处方：炙黄芪30g，党参、丹参（各）15g，全当归12g，大川芎15g，赤芍、白芍（各）12g，京三棱18g，蓬莪术18g，补骨脂12g，骨碎补12g，地鳖虫12g，汉防己18g，九香虫9g，香谷芽12g，炙甘草6g，川牛膝12g。14剂。14剂后诸恙明显缓解，二诊：1998年9

月 27 日。守原法再调摄 21 剂，诸恙均缓。摘自：《施杞医案·腰突症腰椎管狭窄症》

# 疝瘕

**【原文】**《素问·玉机真脏论》："今风寒客于人，使人毫毛毕直，皮肤闭而为热。当是之时，可汗而发也。……弗治，脾传之肾，病名曰疝瘕，少腹冤热而痛，出白，一名曰蛊。当此之时，可按、可药。"

**【释义】**疝者痛也，瘕者假也，其病虽有结瘕而虚假可推移，故谓之疝瘕也。由于寒凝气积，"脾传之肾"，寒湿阻遏，正阳不运，引起腹中包块，气积而痛和（或）伴有小便出白的病症。

**【临床应用】**

1. 张子和《儒门事亲》曰："夫遗溺、闭癃、阴痿、胕痹、精滑、白淫，皆男子之病也。若血涸不月，月罢腰膝上热，足，嗌干，癃闭，少腹有块，或定或移，前阴突出，后阴痔核，皆女子之疝也，但女子不谓之疝，而谓之瘕。"

2. 感外寒湿热，被郁而作痛，必先疏其所蓄之邪。

3. 何梦瑶《医碥·疝》曰："治疝必先治气……盖寒有寒气，热有热气，湿有湿气，逆有逆气，气在阳分则有气中之气，气在阴分则有血中之气。凡气实者，必须破气；气虚者，必须补气。故治疝者，必于诸症之中，俱当兼用气药。"

**【案例】**

1.叶天士医案：痛自肾囊，渐踞少腹之左。夫厥阴之脉绕乎阴器，操持谋虑，都主伤肝，一气结聚，变幻形象而痛，病名曰疝，疝分有七暴疝多寒，久疝多热，泄气痛缓，宣通可以却病，只因下焦乃深远之乡，气热湿郁，概可知矣。川连、小茴、黑山栀、橘核、川楝子、青木香、郁李仁、冬葵子。摘自：《临证指南医案》

2.叶天士医案：男子结疝，在内经则曰冲任为病，子和统论疏肝。今疝木愈，脐右腹高突硬起，乃由疝渐至瘕聚肠覃之属。夫肠覃者，寒气客于大肠，与胃气相搏大肠与肺表里，传送肺气，寒则气凝不行，清气散而浊气结为瘕，迁延日久，如怀胎妊，按之坚，推之移，气病而血不病也。穿山甲、椒目、桂枝、川楝子、小茴香、茯苓、麝香、白芥子。

摘自：《临证指南医案》

# 阴痿

【原文】《素问·五常政大论》："太阴司天，湿气下临，肾气上从……胸中不利，阴痿，气大衰，而不起不用。当其时，反腰脽痛，动转不便也，厥逆。"

【释义】阴痿即阳痿。

【临床应用】若阳虚，无发动之力，则废其用。若阴虚，失涵养之责，则损其体；故偏阴偏阳，皆能致病。

【案例】

1. 何松林医案：秦某，男，49岁。患病年余，常感少腹拘急隐痛，时伴抽搐，阴囊潮湿，阳事不举，阴茎发凉发麻，且日渐萎缩，于1987年4月7日邀余诊治。刻诊：畏寒肢冷，少腹隐痛，腰膝酸软，阳痿，阴茎萎缩约2/3，且发凉发麻，阴囊部潮湿，伴头昏乏力，语言低微，纳差食少，寐而不实，小便清长，大便溏，舌淡红，苔薄白，脉沉细无力。证属肾阳虚衰，下焦寒冷。治则：温补肾阳，佐以祛下焦寒湿。方药：加味乌头汤主之。方药：制乌头5g，肉桂8g，吴茱萸6g，肉苁蓉、锁阳、小茴香、仙灵脾、金铃子、乌药各10g，甘草6g。服药5剂后，少腹隐痛减半，阴茎发凉发麻，阴囊潮湿均好转，萎缩之阴茎略有增大，四肢渐温，药已收效。上方加泽泻10g，继服10剂。三诊：阴茎发凉发麻感及阴囊潮湿均减，萎缩阴茎已复至正常，少腹抽搐基本缓解，精神好转，胃纳增加，脉沉有力，再进 10 剂，日 1 剂，分 3 次温服。10 日后四诊：诸症悉解，少腹痛消失，阴茎发麻发凉及阴囊潮湿已罢，阴茎恢复正常大小，阳事易举，精神较好，饮食、睡眠均正常，舌苔微黄，脉沉有力。气血调和，肾阳恢复。原方中去金铃子、乌药，加党参、茯苓各 10g，补气健脾和中，以善其后，随访 3 年，一切正常。

摘自：阳痿从五脏辨治，《新中医》1994 年第 9 期

2. 刘济川医案：游某某，23 岁。新婚 8 个月，阳痿不举。患者体格壮实，精力允沛，面色红润，无阳衰病貌。询述高温作业 2 年，原先阳举如常，近一年来，逐渐不举而成阳痿。服过参、茸、狗肾，壮阳起痿无效。大便干结，二三日一次，小便黄短，有时灼热，甚则心烦少寐，睡后口渴欲饮。舌质红，苔薄白略干，脉象细数。药用生石膏 20g、鲜石斛 30g、生地 30g、元参 15g、麦冬 15g、知母 10g、黄柏 10g。能入睡，口不渴，小便长，灼热减，大便一日一次，仍然干结。舌红转淡，苔干转润，脉象略数。教不更方，继进 5 剂。上症基本解除，照原方去石膏，加北枸杞 30g、冬虫草 15g，鼓舞肾气。连日来阴茎能勃起，但不很坚。采上方再进 5 剂，阳事已坚，行房满意。嘱照上方 10 剂，配制丸药一料，每日早晚各服 1 次，每次服 10g，以巩固疗效。1 年后得一子。摘自：诊余笔录，《江西中医药》1982 年第 4 期

# 梦接内

【原文】《灵枢·淫邪发梦》："厥气……客于阴器，则梦接内。"

【释义】男子梦遗、女子梦交。张隐庵注："厥气者，虚气厥逆于脏腑之间，客者，薄于脏腑之外也。"

【临床应用】"厥气"应是君相两种火气。

【案例】

1. 徐升阳医案：曾治一胡姓患者，一向性欲偏亢。近期彻夜梦交，难以自制，次日体乏无神，深感苦恼。来诊时，症见烦躁，目赤，便结，语声高亢，脉细数，舌红，辨证为君相二火内炽，真阴不足，投龙胆泻肝汤合知柏地黄汤加减。9剂后夜寐转宁，14剂后梦交不再发作，精神振奋，后以知柏地黄丸调理而愈。摘自：《灵枢·淫邪发梦》之"厥气"解，《中国中医药报》2011年第10期

2. 丁彩文医案：王某某，男，70岁，2005年3月5日初诊。梦交遗精、大汗出3天。患者于3天前睡眠中梦异性入床，有如夫妻交接之感，遗泄精液，而后惊醒，大汗出，并伴心悸，3天来夜夜如此。刻诊：少寐多梦，梦交遗精，盗汗自汗，头晕耳鸣，健忘身倦，腰膝酸软，怵惕颤震，精神不振，口燥咽干，少腹不适有凉感，右侧睾丸轻度肿胀，舌红少苔，脉弦细。患者自述8年前患"肝硬化腹水"，治愈后

从未有过房事，近 3 年曾偶而梦遗。妻子健在，时年 64 岁，家庭和睦。中医辨证：梦遗证，属心肾不交、阴阳失调，营卫失和、卫阳不固。方选桂枝加龙骨牡蛎汤加减。处方：桂枝、白芍、白术、山萸肉各 12g，龙骨、黄芪各 20g，牡蛎、太子参各 15g，防风、五味子、橘核、乌药、川楝子、生姜各 10g，麦冬、甘草各 6g，大枣 8 枚。日 1 剂。水煎，分 2 次服。服 2 剂后梦遗止，盗汗、自汗明显减少，睡眠改善，服 9 剂后，梦交遗精、盗汗自汗消失，神旺体健，小腹已无凉感，睾丸仍轻度不适，改服茴香橘核丸，1 次 9g，1 日 2 次。继服 10 天后全部症状消失，彻底痊愈。随访 1 年未复发。摘自：《老年梦遗 1 例治验》，《浙江中医杂志》2007 年第 5 期

# 癃、溺血

【原文】《素问·气厥论》："胞移热于膀胱，则癃，溺血。"

【释义】肾开窍于二阴。《圣济总录》谓："肾脏不足，气不传化，膀胱有热，水道不宣，故小便不通也。"《丁甘仁医案》亦谓："肾阴不足，君相之火，下移小肠，逼血下行，小溲带血。"闭癃者，溺闭不通而淋沥滴点也。

【临床应用】对于"胞"的解释，诸家有两种意见。其一认为指精室与女子胞，如吴崑、张景岳等；其二认为膀胱之中又有一胞，如马蒔、王安道等。临床均可。

【案例】

1. 经曰：胞移热于膀胱则癃溺血。又曰：水液浑浊，皆属于热。又曰：小肠有热者，其人必痔。具此三病于一身，若不以凉血之品，急清其热，迁延日久，必有性命之忧。导赤散合火府丹，加灯心。又丸方：固本丸合大补阴丸、猪脊髓丸，加萆薢。摘自：《柳选四家医案》

2. 朱士伏医案：陈某，女，26岁。产后3日，小便不通，经妇产科导尿，小便涓滴难下，伴少腹胀满、面色㿠白、腰痛如折、恶露较少，舌淡胖，脉迟。辨为肾气虚寒，气化不利。投肾气丸加味：熟地黄30g，山药30g，党参30g，白茯苓10g，泽泻10g，乌药10g，肉桂5g，熟附片

10g。2剂后小便畅通。复诊时加当归、黄芪，5剂病愈。摘自：
金匮肾气丸双向调节的临床应用，《国医论坛》1994 年第 4 期

# 大便难

【原文】《素问·至真要大论》："太阴司天，湿淫所胜……大便难。"

【释义】在运气学说中，司天象征在上，主"初之气"至"三之气"的运气情况。丑、未年为太阴司天，"太阴司天"的年份，"湿土"之气淫盛而制约了"水"气发挥的作用。大便难为太阴司天湿淫所胜之病。

【临床应用】脾苦湿，急食苦以燥之。太阴司天湿淫所胜之病，以苦味热性之药平其胜气，以酸淡之药为佐，以苦味药燥湿，以淡味药渗湿。

【案例】

1. 王堉医案：薛鹤亭侍御名鸣皋，陵川人，古道照人。在吏部时掌选事，胥吏不敢欺以隐。后做御使，数条奏忤上旨，而公正无阿识者服焉。甲寅夏，其夫人患大便不通，医士或以为实热，投承气汤不效；或以为肠燥，投火麻仁亦不效；或以为食滞，投平胃散，通而旋塞。延余治之。诊其六脉微弱，右关尤甚，右尺脉细如丝。乃曰：此脾虚不能转运故也。遂立四君平胃汤，重用潞参至一两。鹤翁曰：病苦不通，塞之不转剧乎？余曰：君不识此。《内经》云："塞因塞用。"盖人大小二便，全凭中气转运，中气不摄，则泄泻；中气太虚，则不能下送。夫人之病，非不欲不便，盖欲便而不下也。今以四君提其中气，平胃散调其胃气，再不通者事不复为此矣。晚即照方服之，次早即便数下，肚腹空虚，精神爽健，早餐已进三碗矣。午后来信云：同内之病，已十去八九，何神若是，昨日之言，思之不得其解，愿暇时一请教也。次日即来拜谢。余曰：君未读医书，诚难下也。人之脾胃，何独不然。鹤翁曰：闻所未闻，今乃知大便不通之不无虚证也。遂与余为至交焉。摘自：《醉花窗医案》

2. 张子和医案：戴人过曹南省亲，有姨表兄，病大便燥涩。无他症，常不敢饮食，饮则大便极难，结实如针石，或三五日一如圊，目前星飞，鼻中出血，肛门连广肠痛，痛极则发昏。服药则病转剧烈，巴豆、芫花、甘遂之类皆用之，过多则困，泻止则复燥。如此数年，遂畏药性暴急不服，但卧病待毙。戴人过诊，其两手脉息俱滑实有力，以大承气汤下之，继服神功丸、麻仁丸等药，使食菠菱葵菜，及猪羊血作羹。百余日充肥，亲知见骇之。呜呼！粗工不知燥分四种：燥于外，则皮肤皲揭，燥于中，则精血枯涸，燥于上，则咽鼻焦干，燥于下，则便溺结闭。夫燥之为病，是阳明化也，水寒液少，故如此。然可下之，当择之药之。巴豆可以下寒，甘遂、芫花可以下湿，大黄、朴硝可以下燥。《内经》曰："辛以润之，咸以软之。"《周礼》曰："以滑养窍。"摘自：《儒门事亲》

# 虫

【原文】《灵枢·厥病》："肠中有虫瘕及蛟蛕也，皆不可取以小针，心肠痛，㤜作痛，脓聚，往来上下行，痛有休止，腹热喜渴，涎出者，是蛟蛕也，以手聚按而坚持之，无令得移，以大针刺之，久持之，虫不动，乃出针也。并腹脓痛，形中上者。"

【释义】蛔虫寄生人体小肠，或虫体阻塞小肠或进入胆道、肝脏、胰腺管、阑尾等器官引起严重并发症。

【临床应用】

1. "蛔闻甜则起，遇酸则止，遇辛则伏，遇苦则安"和"六腑以通为用，不通则痛"。

2. 驱蛔药物有川楝子、白芜荑、使君子等等。

【案例】

1. 孙文垣医案：一族姐，年近六十，咳嗽口渴，常吐蛔虫。用前胡、知母、天花粉、白芍药、当归、甘草、陈皮、桔梗、乌梅、桑白皮煎服，诸症悉止。后半年，膝弯红肿作痛，大便秘。黄柏、当归、生地、红花、威灵仙、羌活、苍耳子、五加皮、防风、苡仁，四剂全瘥。摘自：《孙文垣医案》

2. 吴佩衡医案：郑某某，女，36岁，昆明官渡区某公社社员。1962年10月某日夜间，患者突然脘胁疼痛，宛如刀绞，彻于右侧肩背，四肢冰冷，汗出如珠，兼发恶心呕吐，吐出黄绿苦水，并吐蛔虫一条，胃中灼热嘈杂，脘腹痞胀，烦躁不宁，呻吟不止，终夜不能入眠。天明，其痛稍有减轻，方才交睫，又复作痛如前，遂由家人护送至中医学院附属医院急诊。经检查，诊断为"胆道蛔虫症"，住院治疗。余会诊之时，见患者脉沉弦而紧，舌苔白腻，舌质青黯，不渴饮。此乃厥阴脏寒，肝胆气机郁结，腹中蛔虫上扰作痛，属蛔厥之证。照仲景法，以乌梅丸主之。附片30g，干姜15g，肉桂9g，当归15g，党参15g，黄连6g，黄柏9g，川椒（炒去汗）5g，细辛5g，乌梅3枚。煎一服，疼痛稍减，三服尽疼痛、呕吐均止，手足已回温，夜间已能安静入睡。惟胃中仍嘈杂，脘腹尚感痞闷。口苦，不思饮食。脉沉弦，已不似昨日兼有紧象，腻苔稍退，舌质仍含青色。蛔虫虽安，但肝胆寒凝之气尚未祛尽。照原方加川楝子9g，榔片9g。连服2剂后，便下蛔虫20余条，腹中感到舒缓，饮食渐有恢复。脉缓，苔退。再以香砂理中汤加荜拨、高良姜调理2剂，气机恢复，痊愈出院。摘自：《吴佩衡医案·蛔厥腹痛》

# 痈疽

【原文】《灵枢·痈疽》："黄帝曰：夫子言痈疽，何以别之？岐伯曰：营卫稽留于经脉之中，则血泣而不行，不行则卫气从之而不通，壅遏而不得行，故热。大热不止，热胜则肉腐，肉腐则为脓。然不能陷骨髓，不为焦枯，五脏不为伤，故命曰痈。黄帝曰：何谓疽？岐伯曰：热气淳盛，下陷肌肤，筋髓枯，内连五脏，血气竭，当其痈下，筋骨良肉皆无余，故命曰疽。疽者，上之皮夭以坚，上如牛领之皮。痈者，其皮上薄以泽。此其候也。"

【释义】痈发于肌肉，红肿高大，多属于阳证，疽发于骨之上，平塌色暗，多属于阴证。

【临床应用】

陈实功认为凡疮七日以前，形势未成，元气未弱，不论阴阳、表里、寒热、虚实都应当先灸之，使轻者毒气随火而散，重者拨引郁毒，通彻内外，方可辨证施治。内治法中主要用托、补法。他说："凡疮溃脓之后，五脏亏损，气血大虚，外形虽似有余，毒气自解，死肉自溃，新肉自生，饮自进，疮口自敛。"

【案例】

1. 徐大椿医案：郡中朱姓患项疽，大痛彻心，时时出血。延医施治，漫肿滋甚，神思昏迷，束手待毙，延余视。

急用围药裹住根盘，敷以止血散，饮以护心丸，痛缓血止，神安得寝。明日前医来，告以故。医谓同一金黄散，我用无效，彼用神验，此命运不同，非药异也。彼盖不知围药每病各殊耳。疮口已定，乃大托其脓，兼以消痰开胃之品，饮食渐进，坐卧皆安，两月而愈。凡治痈疽之法，在视其人之肥瘠，瘦弱之躯，尤忌见血。疮口若大，则肌肉难生，所以最重围药。其方甚多，不可不广求而预备也。摘自：《洄溪医案·项疽》

2. 余无言医案：又有许北山者，年45岁，精拳棒，以武术闻。忽发一偏项疽，即俗称之"偏对口"是也。初只局部发痒，以手搔之，渐至肿一小粒，麻痒相兼，亦不介意。次日则肿势渐大，麻痒更兼疼痛，乃惧而求医。医以药膏贴之，冀其消散，而绝不得效。第三日则肿痛更甚，头项且不能转动矣，改就余诊。余思此偏项疽证，较之正项疽尤险。起已三足日，内脓虽未成，但普通方剂，必不易散。疔毒丸治疗，既效而且捷，今以此痈疽之大证试之，不知其有效否也。复思病者为武术家，体素强健，即服此丸，必能当之，而无危险。乃决与以十丸，令服如法，许君从之。服药大泻四次，而肿痛渐消，仅于初起之未老先白头处，稍出黄白色之水而已。由此以后，凡遇实热证之痈疽疡疖，均用此丸治之，不论初起已溃，皆有奇功，不独治各种疔疮而已也。因改名之曰痈疔百效丸。后又于《中国医学大辞典》亦见载有此丸，云系卢成琰氏方，但不知卢为何代人，有无其他著作，尚希知者有以告我。痈疔百效丸方（原名疔毒丸，卢成琰氏方）：巴豆三钱（去皮膜），明雄黄三钱，生大黄三钱。上各研细末，再共研极细，加飞罗面醋糊为丸，如梧桐子大。轻者每服六七丸，重者十丸左右，用白开水送下，俟泻三至五次，再以冷粥汤一小碗，服下止之。摘自《余无言医案》

3. 顾伯华医案：姚某某，女，25岁，门诊号：78478，于1962年8月13日来诊。患者在3年前，左足背部生疮，初起有粟米样脓头，继则溃烂扩大。起病后即至某医院治疗，溃疡日渐缩小，但至直径2cm大小时，即不再愈合，时流脓水；工作劳累及站立长久后，则局部肿胀疼痛，休息后可减轻。后至某医院治疗，但至今未愈。检查左足背有1cm×1.5cm大小的溃疡，边缘不整齐，创面肉芽新鲜，四周有肥厚性疤痕。足背轻度肿胀，压之无明显凹陷。诊断：臁疮（下肢慢性溃疡）。治疗：局部先用电吹风吹15min，然后在溃疡面撒以生肌散。再用生肌白玉膏摊干消毒纱布上，盖贴患处。最后用绷带自足背近趾端缠缚至踝关节上方。每天换药1次。治疗7天，溃疡全部愈合，足背肿胀消失。附方：生肌白玉膏（经验方）尿浸石膏90%，制炉甘石10%，石膏必须尿浸半年（或用熟石膏），洗净，再漂净二月，然后煨熟研粉，再加入制炉甘石粉和匀，以麻油少许调成药膏，再加入黄凡士林（配制此膏时，用药物约3/10，油类药物7/10）。摘自：《外科经验选》

# 脱疽

【原文】《灵枢·痈疽》："发于足趾，名脱痈。其状赤黑，死不治；不赤黑，不死。不衰，急斩之，不则死矣。"

【释义】脱痈，《针灸甲乙经》改为脱疽。

【临床应用】

1. 必要时行截趾手术疗法。

2. 内治宜和营活血，温经通络，或滋阴降火，和营解毒。可选用解毒济生汤、阳和汤、顾步汤、四妙勇安汤、人参养荣汤等。

【案例】

1. 孙成元医案：患者男，75岁，农民，乌兰察布市人。自诉于2008年3月中旬某日因放自家羊在村西坡不慎轻微伤及左下肢，当时稍痛。第二天早晨起床后下地活动时，突感左下肢疼痛，经自己查看和家人观察并无外伤痕迹。唯稍有活动，左下肢腘窝部感觉抽掣痛，多走几步，出现间歇性跛行，从此再也不能放羊。冰凉麻木，炎暑天仍需穿棉裤棉鞋，夜间休息时患肢需放热炕烫热，但还是觉左下肢发冷、发麻、抽筋。曾先后在本县更医数名，用药不详，因疗效不佳，于同年12月28日经熟人介绍就诊于余。既往身体健康。诊见：左下肢手摸冰凉，左足背趺阳脉与健侧比较，搏动微弱似无，左足第二指呈现冻疮样改变，但无溃疡，病发于左足阳明经，舌淡苔白，脉沉紧，证属阳虚寒凝，脉络不通。中医：脱骨疽。西医：据其年龄和特征可认定为闭塞性动脉硬化。《难经》指出："血得寒则滞，得热则行。"故用温经散寒法，以达"温则通，通则不痛"的目的。处方：熟附子 30g（先煎），生甘草 30g（先煎），干姜 6g，桂枝 10g，黄芪 20g，当归 10g，路路通 20g，豆黄卷 20g，川牛膝 15g，10 剂，每日 1 剂。附子、甘草同煎先煎 1h，后入他药，常规共煎 2 次，均分二次早、晚分服。用第三次煎液趁热泡洗患肢 30min，每天 1 次，并用患足足蹬直径 4cm 小圆木棒来回滚动，不拘次数，以促进患肢血液循环。经服上方后隔段时间，于 2009 年 2 月 17 日其子来诉，患足不凉不麻不痛，大清早在院扫雪，也不觉冻痛，说明药已应症，又要求取上方 10 剂，回去煎服，现追访患肢与对侧一样，并无不适，开始田间劳作。摘自：周围血管病 2 例治验，《中华现代中医学杂志》2011 年第 6 期

2. 孙成元医案：患者男，43 岁，未婚，农民，乌兰察布市人。患者于 2009 年 4 月初因左下肢从膝下至足部红肿胀痛、乏力、行走困难，呈凹陷性水肿，并有灼热感而就诊于曹碾满族乡卫生院，诊断为左下肢静脉炎。由乡卫生院开药，村卫生室静滴华北制药股份有限公司产青霉毒素钠 800 万 U/d，共治疗 7 日。药后红肿灼热消失。但遗留从膝下内廉至足内踝长约 25cm、宽约 3cm 的条索状蚯蚓状，用手触摸硬如乒乓球的带状血管网，血管互相粘连，失去弹性。患者不能下蹲，下蹲患肢胀痛，行走乏力、困难，不能劳动。于 2009 年 5 月 2 日请余诊治，症见：脉弦涩，

舌边有瘀点，病机为血瘀证无疑。据其症状应认定为"左下肢大隐静脉曲张症"。运用活血祛瘀法，方选北京同仁堂产"大黄䗪虫丸"每次 1 丸（3g），用川牛膝每天 15g 煎汁分 3 次（早、中、晚间隔 8h 一次）送服，共服 15 天。现查：条索状蚯蚓状血管变细分离，乒乓球状血管硬变软，下蹲胀痛感减轻。药既对症，嘱继服上方 10 天，服法同前，温白酒送服。于 6 月 20 日再查，左下肢曲张处静脉与健侧比较略显粗大外，静脉壁弹性恢复，余无不适，开始锄禾劳动。摘自：周围血管病 2 例治验，《中华现代中医学杂志》2011 年第 6 期

# 瘰疬

【原文】《灵枢·寒热》："黄帝问于岐伯曰：寒热瘰疬在于颈腋者，皆何气使生？岐伯曰：此皆鼠瘘，寒热之毒气也，留于脉而不去者也。黄帝曰：去之奈何？岐伯曰：鼠瘘之本，皆在于脏，其末上出于颈腋之间，其浮于脉中而未内着，于肌肉而外为脓血者，易去也。黄帝曰：去之奈何？岐伯曰：请从其本引其末，可使衰去，而绝其寒热。审按其道以予之，徐往徐来以去之，其小如麦者，一刺知，三刺而已。"

【释义】在颈部皮肉间可扪及大小不等的核块，互相串连，其中小者称瘰，大者称疬，统称瘰疬。

【临床应用】

急性的多因外感风热、内蕴痰毒而发，属颈痈范围；慢性的多因气郁、虚伤而发，为目前临床上所指的瘰疬。

【案例】

1.阎镛医案：幸某，男，8岁，北营村人。幸某耳下脖子上起了几粒小块，质地坚硬，不能活动，外观皮色不红不肿，并不觉痛，不像化脓的样子，怕是瘰疬初起，要求早治以防发展。治法：宗前人验方试之。方药：金钱重楼一截。嘱在笨粗碗底内先放些醋，拿重楼如磨墨式地频频磨成糊汁，再以毛笔蘸涂核上，一日数次，坚持多涂几天，以观情况。隔了不多时间，药没用完，瘰疬消失而愈。

摘自：《名老中医阎镛疑难病医案医话》

2.张锡纯医案：侄女某某，已于归数载，因患瘰疬证成痨，喘嗽不休，或自汗，或心中怔忡，来函索方。余揣此系阴分亏损已极所致。俾先用一味薯蓣饮，每日用生怀山药四两，煮汁两大碗，当茶频频温饮之。不数剂，喘定汗止，咳嗽亦见轻。继又兼服薯蓣粥，作点心用之，渐渐痊愈。摘自：《医学衷中参西录》

3.李用粹医案：江右李太宰讳日宣，有如夫人，自耳至胁忽结核成块。遍延疡科以瘰疬治之，反增发热，体瘦，口燥唇干，饮食少进。迎家君往诊，脉左关芤而无力，此肝血枯竭而不能荣养诸筋，故筋脉挛缩有似瘰疬，而实非也。若以败毒清火消痰化坚之剂投之，则胃气转伤，必变症百出矣。当滋养肝血以濡润筋脉为要。方用四物汤加丹皮、玉竹、秦艽、麦冬等，剂不数服而痊。摘自：《旧德堂医案》

# 痔

【原文】《素问·生气通天论》："风客淫气，精乃亡，邪伤肝也。因而饱食，筋脉横解，肠澼为痔。"

【释义】饮食过饱、过多，食用肥腻炙煿的肉类，易生湿积热；大量食用烈酒及辣椒、胡椒、姜、葱、蒜、肉桂等热性调味品，可刺激肛门直肠黏膜，使之充血灼痛，所以古人认为痔的发生与饮食有密切关系。

【临床应用】

1. 饮食不节易生湿积热，湿热下注肛门，使肛门充血灼痛，引发痔疮。

2. 朱震亨《丹溪心法》主张"痔疮专以凉血为主"。

【案例】

1. 彭述宪医案：刘某某，男，51 岁，工人，1973 年 8 月 6 日初诊。因饮食不洁，于前月 28 日突下赤白痢，服呋喃唑酮、土霉素未效，日下 10 余次，赤多白少，里急后重，前日起，痔血如注（素患外痔），肛门灼热，肿痛难忍，口渴，小便色赤，舌深红、苔黄滑，脉滑数。大便常规：红细胞++++，白细胞++，脓细胞++。证属湿热毒痢，引发痔血。治宜清热祛湿，解毒止血。用赤小豆当归散加味：赤小豆18g，当归 12g，黄芩 9g，金银花、生地榆、槐花、仙鹤草、马齿苋各 15g。服 3 剂，下利减轻，日 7～8 次，痔血随之减少，里急后重，腹痛，肛热，舌红、苔黄滑，脉滑数。原方加大黄6g，推荡积滞，继进3剂，大便不爽，日行3～4次，带少量红白黏液，痔血已止，腹满纳差，舌红、苔黄，脉滑稍数。拟原方去大黄、槐花、仙鹤草，加山楂、枳壳各12g，化积畅中。继进6剂，诸症消失，大便镜检阴性。

摘自：《湖南中医杂志》1993年第3期

2. 丁甘仁医案：吴左，外痔痛已止，脱肛未收。气虚不能收摄，阴虚湿热下注，大肠不清，传导变化乏力，苔薄腻，脉濡滑。故拟补中益气，育阴清化。米炒南沙参（二钱），蜜炙升麻（五分），清炙黄耆二钱，炒扁豆衣三钱，朱茯神三钱，水炙桑叶三钱，净槐米（包）三钱，生白术二钱，土炒当归三钱，杜赤豆一两，灶心黄土（荷叶包，煎汤代水）一两。摘自：《丁甘仁医案》

# 胃脘痛

【原文】《素问·病能论》："黄帝问曰：人病胃脘痛者，诊当何如？岐伯对曰：诊此者当候胃脉，其脉当沉细，沉细者气逆，逆者人迎甚盛，甚盛则热；人迎者胃脉也，逆而盛，则热聚于胃口而不行，故胃脘为痈也。"

【释义】胃脘痛是指胃体生痈，症见上腹部中下脘疼痛为主的疾病。恚怒伤肝或肝病自伤，肝气郁结，疏泄机能内逆，使木不疏土，则土壅，胃乏生发之力，脾乏转输资助，引起脾失运化之能，胃失腐熟之功。

【临床应用】

以清热、通降、理气、散结为原则，通则不痛。

【案例】

1. 姚贞白医案：刘某某，男，35岁，住昆明市卫家巷。1937年秋，患者邀余往诊。据云：病饮症已年余，屡经中西医药治疗无效，骨瘦如柴。脉象弦滑而数，舌苔薄黄微腻。开衣视之，胸下隆起如鼓革，扪之不痛。低热，气促，时发干呕。溺短赤，大便数日一行。余反复思考：是否由于伤寒结胸失治，迁延日久，形成此症，不然何以如此形状？乃贸然投以十枣汤方。即返回询父荫轩公。父云："此虽属十枣汤症，但日久，正气必虚，恐病不受药，引起其他变证，可遵仲景法，嘱病家将芫花等药改制散剂。用枣汤送服为妥。"余急复往患者家中，告其家属改用此法。处方：
芫花 9g，甘遂 9g，大戟 9g，上三味研为细末，用大枣十枚
煎汤送服，每次 4.5g，日 3 服。隔日，余往复诊，患者自述，
服药后，胸下响动有声，但未吐泻。视之，胸下隆起更甚，
状如覆碗，既红且肿，晶莹亮泽，亦无痛楚。适诊脉间，
忽听患者胸下"呼"然一声。肿处破一小口，流出脓液，
登时盈碗，仍不觉痛。脉转细微柔和。余恐其邪溃正衰，
发生虚脱，急命以参汤灌服，并拟下方：生口芪 15g，当归
9g，炒杭芍 9g，吴白芷 9g，川芎 6g，淮山药 12g，浙贝母
9g（冲），广陈皮 6g，生甘草 3 克，生三七粉每次调兑 0.9g。
上方服 3 剂，溃脓已止，创口愈合。偶觉微痛，脉转缓和，
舌淡苔薄。此病邪外溃，气血大虚，脾弱心神不足，络脉
失养。故觉神疲，气短自汗，心慌，夜眠不佳，食少肠燥，
大便数日一行，小便色黄。再拟下方：生口芪 15g，全当归
15g，炒杭芍 9g，上党参 15g，炒枣仁 15g（冲），炒白术
12g，炙远志 6g，广木香 3g，茯神木 15g，西砂仁 6g（冲），
生甘草 3g，龙眼肉 10 枚，桑寄生 12g，火麻仁 12g（冲）。
上方调理 10 余剂，各症轻减。嘱其往后服归脾、十全、八
珍丸以资巩固。摘自：姚承济《姚贞白医案》

2.马培之医案：胃脘痛硬于右，呼吸转侧不能已，半月余，
势将外溃，宜理气化痰。炙甲片、制半夏、延胡、赤芍、
生首乌、白茯苓、陈皮、青皮。摘自：《马培之医案》

# 肠痈

【原文】《素问·厥论》："少阳厥逆，机关不利，机关不利者，腰不可以行，项不可以顾，发肠痈不可治，惊者死。"

【释义】痈疽之发肠部者，多因饮食失节，暴怒忧思，跌仆奔走，使肠胃部运化功能失职，湿热邪毒内壅于肠而发。因饮食不节、湿热内阻，致败血浊气壅遏于阑门而成。以持续伴有阵发性加剧的右下腹痛、肌紧张、反跳痛为特征。

【临床应用】气滞、血瘀、湿阻、热壅、瘀滞、积热不散、血腐肉败而成肠痈，辨证治之。

【案例】

1. 曹颖甫医案：陆左。初诊：痛在脐右斜下一寸，西医所谓盲肠炎也；脉大而实，当下之，用仲景法。生军15g，芒硝9g，桃仁15g，冬瓜仁30g，丹皮30g。二诊：痛已略缓，右足拘急，不得屈伸，伸则牵腹中痛，宜芍药甘草汤。赤白芍各15g，生甘草、炙没药各9g。三诊：右足已伸，腹中剧痛如故。仍宜大黄牡丹汤以下之。生川军30g，芒硝21g（冲），桃仁15g，冬瓜仁30g，丹皮30g。摘自：《经方实验录》

2. 朱仁康医案：李某某，女，65岁。初诊日期：1959年12月19日。家属代诉：恶心、呕吐，发烧伴右下腹痛2周。患者两周前开始脐周围肿痛，并有恶心、不思饮食，纳后即吐，认为患胃痛而未予治疗。痛渐转移到右下腹部，隐隐作痛，右腿不能伸直起坐，屈身而卧。伴有发烧，朝轻暮重，连日不退，大便多日未解。曾诊为阑尾炎，经肌注青霉素3天，未见好转。入院检查：神志清楚，精神委顿，痛苦面容，表情淡漠。右下腹可摸到一个9cm×7cm大小之包块，腹壁紧张、压痛，有反跳痛，肌肤甲错，右下肢拳曲而卧，脉象沉细，舌尖光、苔根薄黄腻。体温38℃，白细胞总数 $18 \times 10^9$/L，中性81%，血压 159/80mmHg。辨证：湿热夹瘀，阻滞肠腑，营卫不和，热胜肉腐，证属肠痈（西医诊断：阑尾周围脓肿）。治法：和营化瘀，排毒消肿。方药：炒桃仁9g，瓜蒌仁9g，冬瓜子仁9g，丹皮6g，归尾9g，赤芍6g，银花9g，连翘9g，炙甲片6g，皂角刺9g，伸筋草9g，水煎服，外敷金黄膏。12月21日二诊：2剂药后，大便得解，右小腹痛势见轻，腹壁紧张得缓，压痛减轻，热势已挫，略思纳食，舌苔根薄腻渐化，脉象弦滑。宗前方加败酱草9g，苡仁12g，3剂。12月24日三诊：药后右下腹包块明显缩小，疼痛不甚，右足已能伸直，体温37.4℃，胃纳转馨，舌苔薄布，脉细滑。治宗前方加减。生苡仁12g，冬瓜子仁9g，当归9g，赤芍9克，瓜蒌仁9g，丹皮9g，败酱草9g，陈皮6g，银花9g。水煎服。12月27日四诊：3剂后包块已摸不到，治愈出院。摘自：《朱仁康临床经验集》

# 不孕、不育

【原文】《素问·骨空论》："督脉者，起于少腹以下骨中央……此生病，从少腹上冲心而痛，不得前后，为冲疝；其女子不孕，癃痔遗溺嗌干。"《素问·五常政大论》："岁有胎孕不育，治之不全，何气使然？岐伯曰：六气五类，有相胜制也，同者盛之，异者衰之，此天地之道，生化之常也。"

【释义】在女子必须"任脉通，太冲脉盛，月事以时下"；在男子必须督脉肾精满盛，精气溢泻。父精母血，相合而成胎。不孕、不育称为"无嗣"，乃因先天之本肾，后天之本脾及任脉、冲脉、督脉的元气精血不足。

【临床应用】

1.《女科要旨·种子》云："妇人无子皆由经水不调……种子之法，即在调经之中。"调经即补肾、调肝、健脾，调畅气血，调补冲任。

2.《景岳全书·子嗣类》云："种子之方，本无定轨，因人而药，各有所宜，故凡寒者宜温，热者宜凉，滑者宜涩，虚者宜补，去其所偏，则阴阳和而生化着矣。"

【案例】

1.彭海燕医案：田某，女，29岁，1990年3月7日初诊。婚后4年余，3年前曾于孕3个月时无明显诱因自然流产一胎。此后 3 年同居未孕。曾行多种检查及治疗，盆腔碘油造影提示："宫腔形态正常，双侧输卵管通畅。诊刮病检报告："子宫内膜腺体分泌不良"。测基础体温双相，但高温相上升较慢。其爱人精液检查正常。屡服健脾及补肾填精之品不效。患者平素小腹冷感，胃脘嘈杂胀满，大便质稀 1 ~ 2 次。月经周期正常，末次月经 1991 年 2 月 27 日。舌红苔薄黄腻。证属寒热互结，胞脉受阻而致不孕。治宜调和寒热，理气温经。投半夏泻心汤化裁：半夏、党参、香附各 12g，黄芩、丁姜、陈皮各 9g，黄连、炙甘草各 3g，大枣 3 枚。服 5 剂，胃脘嘈杂明显减轻，苔薄黄略腻，余症同前。上方去黄芩、香附，加白术、桑寄生。服药月余来诊，告知月经 40 余天未至，经查怀孕，后足月顺产一男婴。摘自：《伤寒名医验案精选·半夏泻心汤》

2. 吴大真医案：患者陈某，男性，27 岁，2010 年 12 月 7 日初诊。患者结婚 4 年未育，夫妻性生活正常，其妻检查未见异常。患者幼时有手淫史，2008 年查精液不正常，精子量少、存活率低，2009 年患精索静脉曲张，因包茎行手术治疗。曾在某医院诊断为精囊炎、前列腺炎。在某医院服西药治疗，疗效不佳，今盼子心切，求治于吴大真教授。刻下症见：形体矮、略胖，四肢困，体外排精，早泄，纳呆，大便干、数日一行，舌淡胖、苔白腻，脉弦滑。吴老师辨证属脾虚血瘀，湿浊壅盛。治疗予以健脾利湿，泄浊化瘀，萆薢分清饮合二妙散加减：土茯苓 30g，生薏苡仁 40g，败酱草 20g，萆薢 15g，川牛膝 10g，丹参 20g，鸡血藤 10g，路路通 15g，王不留行 15g，竹茹 10g，丝瓜络 10g，苍术 10g，黄柏 10g，地龙 10g，僵蚕 10g，蜂房 10g，蝉蜕 10g，茯神 20g，生白术 20g，当归 10g，赤芍 10g。7 剂，每日 1 剂，水煎服。同时，嘱早晨口服五子衍宗丸，晚上口服四妙丸。

2010 年 12 月 14 日二诊：患者服上方后四肢困较前减轻，进食增加，仍有体外排精、早泄，大便干、数日一行，舌淡胖、苔白腻，脉弦滑。处方：败酱草 20g，生白术 20g，生首乌 20g，冬瓜子 20g，桃仁 10g，郁李仁 10g，杏仁 10g，柏子仁 10g，土茯苓 30g，路路通 20g，王不留行 20g，鸡血藤 10g，生薏苡仁 30g，红藤 10g，虎杖 10g，茯神 30g，当归 10g，鸡内金 20g。7 剂，每日 1 剂，水煎服。同时，嘱早晨口服五子衍宗丸，晚上口服四妙丸。2010 年 12 月 21 日三诊。患者四肢困明显减轻，大便二日一行，体外排精、早泄等症有所减轻，效不更方，继守前方治疗。7 剂，每日 1 剂，水煎服。同时，嘱早晨口服五子衍宗丸，晚上口服四妙丸。

2010 年 12 月 28 日四诊：患者大便通畅，每日一行，诉阴部、下腹部及大腿根部等处瘙痒、有红疹。仍以萆薢分清饮合二妙散加减：苍术 10g，生白术 20g，黄柏 10g，白鲜皮 15g，地肤子 15g，苦参 10g，川牛膝 10g，防己 10g，生薏苡仁 30g，土茯苓 30g，萆薢 15g，路路通 10g，王不留行 10g，地龙 10g，僵蚕 10g，竹茹 10g，丝瓜络 10g。7 剂，每日 1 剂，水煎服。同时，嘱早晨口服五子衍宗丸，晚上口服四妙丸。2011 年 1 月 4 日五诊：患者无体外排精，早泄明显减轻，仍大腿根部瘙痒，饮食睡眠可，大便通畅。方药：白鲜皮 15g，地肤子 10g，苦参 10g，生薏苡仁 30g，败酱草 20g，苍术 10g，黄柏 10g，川牛膝 10g，防己 10g，菟丝子 10g，仙茅 10g，淫羊藿 10g，知母 10g，巴戟天 10g，土茯苓 30g，泽泻 10g，泽兰 20g，僵蚕 10g，地龙 10g，白芥子10g。7剂，每日1剂，水煎服。同时，口服五子衍宗丸。
2011年1月11日六诊：患者诉性生活时间延长，大便通畅，晨起有痰，大腿根部仍瘙痒并脱皮。辨证仍属湿浊困重，治以化湿泄浊止痒。1月4日方去菟丝子、仙茅、淫羊藿、知母、巴戟天、泽泻、白芥子，加生首乌15g，当归10g，生白芍10g，萆薢10g，莱菔子10g，苏子10g，路路通10g。7剂，每日1剂，水煎服。同时，口服五子衍宗丸。2011年1月18日七诊：患者仍晨起有痰，大腿根部仍瘙痒并脱皮。治以化湿泄浊，凉血止痒。处方：牡丹皮10g，赤芍10g，乌梅10g，北沙参10g，败酱草20g，白鲜皮15g，当归10g，肉苁蓉10g，蝉蜕10g，地肤子10g，紫草10g，地龙10g，川牛膝10g，苦参10g，生地榆10g，生槐花10g。7剂，每日1剂，水煎服。同时，口服五子衍宗丸。2011年1月25日八诊：患者无痰，双下肢瘙痒脱屑。仍治以化湿泄浊止痒，处方：当归10g，鸡血藤10g，桃仁10g，熟地黄10g，白鲜皮20g，地肤子15g，土茯苓30g，萆薢15g，生薏苡仁40g，败酱草15g，苍术10g，黄柏10g，川牛膝10g，防己10g，苦参10g。7剂，每日1剂，水煎服。同时，口服五子衍宗丸。2011年2月15日九诊。因春节患者返乡过年，故未就诊，但一直照方服用汤剂及丸药。患者无痰，双下肢瘙痒及脱屑已愈，饮食睡眠佳，性生活时间正常。为巩固疗效，继续予以化湿泄浊，凉血止痒。方药：蝉蜕10g，僵蚕10g，赤白芍各10g，生熟地黄各10g，川芎10g，桃仁10g，鸡血藤10g，生首乌10g，白鲜皮10g，地肤子10g，蛇床子10g，土茯苓30g，败酱草20g，萆薢20g，生薏苡仁30g。14剂，每日1剂，水煎服。嘱病人放松思想，注意休息，适时同房。2011 年 3 月 8 日再诊。患者精神佳，无痰，无下肢瘙痒。精液化验精子成活率 60%。继续予以化湿泄浊，凉血止痒药物巩固疗效。处方：败酱草 20g，土茯苓 20g，萆薢 15g，白鲜皮 15g，地肤子 10g，当归 10g，火麻仁 10g，鸡血藤 10g，菟丝子 10g，女贞子 10g，沙苑子 10g，怀牛膝 10g，丹参 20g，生薏苡仁 40g。7 剂，每日 1 剂，水煎服。2011 年 3 月 15 日其妻来告知：2011 年 3 月 13 日在北京航天总医院化验尿妊娠试验阳性，已孕。摘自：李剑颖、李宁、吴大真，吴大真教授治疗不育症验案 1 则，《光明中医》2011 年第 8 期

# 月事不来

【原文】《素问·评热病论》："月事不来者，胞脉闭也，胞脉者属心而络于胞中，今气上迫肺，心气不得下通，故月事不来也。"

【释义】胞脉又名"胞络"，即分布在子宫（胞宫）上的脉络。其中包括冲脉和任脉。《素问·评热病论》曰："胞脉者，属心而络于胞。"

【临床应用】月事不来多为阴血不足，甚至枯竭，血海空虚、无血可下；或者由于实邪阻隔，脉道不通，经血不得下行所致。

【案例】

1. 刘赤选医案：梁某某，女，30岁，1973年4月3日初诊。患者自述婚前经候正常，婚后因病服药不慎，遂至长期经候失调，初起月经2～3月或6～7月一次，经量或多或少。从1971年5月29日起，月经停止。初以为有孕，未加治疗，后经妇检证实为闭经。曾先后用人工周期法及服中药除痰湿、活血通经之剂，均未获效。患者闭经后身体渐见肥胖，时有头疼胸闷心跳。脉细弱，舌胖苔白。辨证：精血不足，血虚经闭。治法：滋养精血，调理冲任。方药：柏子仁丸加味。卷柏9g，泽兰9g，当归尾9g，川续断9g，淮牛膝9g，熟地21g，柏子仁15g，水煎服3剂。二诊4月

7日。患者服药后，觉少腹微疼有经来之兆。继用前法去归尾，方药：柏子仁15g，卷柏9g，泽兰9g，川续断12g，怀牛膝12g，熟地黄24g，水煎服3剂。三诊4月9日。服前方1剂，月经已通，经色初鲜红，后浓浊，经量正常，脉转细缓，舌红苔白。月经通而经色鲜红，是挟热之象，遂改用四物汤加味。当归12g，熟地黄24g，川芎9g，白芍15g，丹皮9g，条黄芩6g，川续断9g，炙甘草6g，3剂。以后经前三日均服柏子仁丸以巩固，经调理数月，月经恢复正常。摘自：闭经，《新中医》1963年第4期

2.**孔伯华医案**：李姓，女，35岁。经闭14周未通，服药未效，近有膨胀意，口渴喜饮，兼有鼻衄，又不似逆行势，腰酸痛楚颇剧，脉弦涩而实，故予重剂通经。石决明（生、研，先煎）30g，生鳖甲（先煎）15g，生石膏（研，先煎）30g，延胡索12g，川牛膝12g，旋覆花（包煎）12g，生赭石15g，大腹绒6g，北细辛4g，川郁金12g，桑上寄生30g，威灵仙12g，制乳没9g，桃、杏仁泥各9g，鸡内金12g，生知、柏各9g，水煎兑无灰黄酒一杯，落水沉香（研细、冲服）1.5g，大黄䗪虫丸1粒（和入）。复诊：1剂药后，血遂攻破而潮，腹中骤爽。据云血色淡，黑块壅下，伴白色黏质，脉候实象已退，六位仍弦，予丸方调治。按原方量加一倍（去黄酒，䗪虫丸改为5粒），同研细末，炼蜜小丸，早晚各服6g，以稆豆衣15g煎汤分送。摘自：孔嗣伯整理：孔伯华医案，《中医杂志》1958年第8期

# 血枯

【原文】《素问·腹中论》："帝曰：有病胸胁支满者，妨於食，病至则先闻腥臊臭，出清液，先唾血，四支清，日眩，时时前后血，病名为何？何以得之？岐伯曰：病名血枯。此得之年少时，有所大脱血，若醉入房，中气绝，肝伤，故月事衰少不来也。帝曰：治之奈何？复以何术？岐伯曰：以四乌鲗骨一藘茹二物并合之，丸以雀卵，大如小豆，以五丸为后饭，饮以鲍鱼汁，利肠中及伤肝也。"

【释义】血枯者，月水断绝也。张锡纯对此方评价说："其能开通者，兼以收涩；其能收涩者，兼以开通。"

【临床应用】

1.妇人以血为主，月经衰少或经闭参考血枯辨治。

2.男子精液衰乏参考血枯辨治。

3.贫血和再生障碍性贫血等血液疾病参考血枯辨治。

【案例】

1.王仲奇医案：忻，右，虹口。腹痛肠鸣，便泻，食难运化，形瘦色夭不泽，月事已两月不来，舌光绛如豚肝，日有寒热，间有咳嗽，脉濡弦。真元已伤，胞脉已闭，肠胃脂肪剥蚀殆尽，病势已深，生气索然，外将浮肿，难以疗治矣。蒸于术一钱，制禹粮三钱，茯苓三钱，宣木瓜一钱，

炒白芍二钱，煅牡蛎三钱，青蒿二钱，金石斛三钱，益智仁八分，御米壳一钱五分，苡仁三钱，炒谷芽五钱。摘自：《王仲奇医案》

2. 乔仰先医案：孙某某，女，32 岁。初诊：1986 年 12 月 6 日。1986 年 4 月间大量牙衄，皮肤紫斑多处，伴严重贫血。骨髓报告为"再生障碍性贫血"。经过中西医结合治疗，症情好转。在 11 月 25 日突起高热 39.8℃，持续 8 天不退，随即周身发黄，两目黄染色鲜，胸闷气喘，饮食极少，疲乏异常，大便色深，小便短赤。肝功能检查谷丙转氨酶 880 单位以上，胆红素 160.4μmol/L，诊断为血清性肝炎。舌苔黄腻，质红而干，脉弦数。辨证属血枯体弱，复感急黄，湿热俱盛，深入营血。治则：清热利湿，凉血解毒。主用犀角地黄汤合茵陈蒿汤为主：茵陈 12g，山栀 9g，黄芩 6g，川大黄 3g（后下），丹皮 9g，赤芍、生地各 15g，岩柏草、鸡眼草各 30g，连翘、大青叶、大青根各 20g，桑叶 10g，炒谷麦芽各 15g。另予广犀角粉 1.5g，分 2 次吞服。5 帖。二诊：1986 年 12 月 11 日。高热不退，异常疲乏，牙衄，尿血，大便色深，黄疸较前加重，舌苔黄厚腻，脉弦数。湿热病毒深重。治依前法，加重凉血清热利湿之品。丹皮、赤芍各 15g，生地 30g，茵陈 12g，炒山栀、黄芩各 9g，岩柏草 40g，鸡眼草 30g，甘草 6g。另予广犀角粉、紫雪丹各 3g，分 2 次吞服。3 帖。三诊：1986 年 12 月 14 日。高热已退，黄疸如前，大便溏薄，舌苔黄腻，脉弦数。血热湿毒渐减，而正气渐衰，势成正虚邪盛危重之候。治宗前法增加扶正益气之品。丹皮、赤芍各 15g，生地 20g，茵陈 12g，炒山栀9g，川大黄5g（后下），黄芩9g，大青叶、大青根各20g，木通9g，知母12g，黄柏12g，岩柏草40g，鸡眼草30g，龙胆草15g，竹叶12g。另予广犀角粉3g，分2次吞服；生晒参5g，另煎冲服。四诊：1987年1月10日。上药连服20余帖，症情逐渐好转。检查肝功能：谷丙转氨酶28单位，胆红素17μmol/L。食欲、精神均佳。但近三天来稍有低热及牙龈等。舌苔薄黄，脉牙略数。辨证属湿毒大减，余邪未尽，气阴益伤。治疗再以调养气阴，兼凉血清热。生地、熟地各12g，天麦冬各15g，赤、白芍各12g，杞子15g，丹皮9g，茵陈12g，川大黄5g（后下），炒山栀9g，牛角腮40g，藕节15g，牛膝12g，生地榆15g，焦楂曲各15g，干、芦茅根各12g，枇杷叶10g（包），生晒参6g（另煎冲服）。另予广犀角粉2g，分2次吞服。3帖。药后牙龈消失，低热减轻，精神转佳。1月13日转出传染病房，继续调治"再障"。后一年多症情稳定，肝功能多次检查均正常，"再障"亦显著好转，血象也明显上升。摘自：《乔仰先医案》

3.宾彬医案：王某，男，28岁，2014年4月9日初诊。早泄2年，经西医治疗效果不显，遂来寻求中医治疗。患者自诉行房不到1分钟就射精，甚则未插入阴道即射，性欲减退，阳举不坚，有明显晨勃。面色少华，情绪低落，舌淡苔薄白，脉沉细。拟四乌贼骨一蘆茹丸加减。海螵蛸40g，茜草10g，鹿角胶（烊化）10g，龟板胶（烊化）10g，党参10g，枸杞子10g，柴胡10g，枳壳10g，白芍10g，炙甘草6g，日1剂，水煎服，分早晚服。嘱服药期间节房事，戒手淫，适度运动，放松心情。7剂后，症状明显缓解，守方继服。摘自：粟龙、宾彬，《黄帝内经》"血枯"本意正误及四乌贼骨一藘茹丸的临床应用，2015 年第十次全国中西医结合男科学术大会，第六届广西中医、中西医结合男科学术大会，全国中西医结合男科疾病诊疗新进展学习班论文集

# 血崩

【原文】《素问·阴阳别论》："阴虚阳搏，谓之崩。"

【释义】轻者谓之漏下，甚者谓之崩中。"阴虚阳搏"，前贤有从脉言者，如王冰："阴脉不足，阳脉盛搏，则内崩而血流下"，从脉说崩；而高士宗则从气释"阴气内虚，不与阳和，阳气搏击，阳搏于内，则阴虚阳盛，故谓之崩"，从因说证。

【临床应用】

泛指一切下血势急的妇科血崩证，均为阴虚阳盛。《丹溪心法附余》中提出治崩三法："初用止血以塞其流，中用清热凉血以澄其源，末用补血以还其旧。"

【案例】

1.余无言医案：唐家湾有钱连源者，为苏北永兴集人，旅沪多年。其妻年当32岁时，以产后失调，续患漏经证。虽所下不多，而断续不已。延医诊治，数易其医，而均无效。如此一年有余，所费颇可观。以其下血不多，或昨有而今无，或朝无而夕有，遂忿恨而绝药，于是不信医矣。年复一年，延至十二年之久，病者已四旬有四岁，而病依然如旧。其时余初来沪开业。余戚有韩荣光者，与钱为友好，因介就余诊。钱当拒之曰："老年医生，专门妇科，且久治不愈，少年医生，必不能治。此病已十二年之久，病根深矣，治必无效。"韩因强之曰："余医生为余之戚，汝为我之友，必不以诊金计者。治之而效，是其应有之责，治之不效，汝之所费亦无几，盍一试之。"因来就余诊。余闻悉其状，并索问前方。钱曰："方在十年之前，因其不效，早已付之焚如矣。"余思前医之方，必复方也，因思以单方试之。曾记《医宗金鉴·妇科心法》中，有地榆苦酒煎一方。故一试以瞻其效否。因为处方如次，嘱其如法服之。每剂分早晚二次服，计四剂八服而痊。钱夫妇大喜过望，偕韩君同来致谢。揖余而告曰："先生处方，价极廉而效极大，内子已霍然矣，感恩无极。"余告之曰：此方载在《金鉴》妇科中，余亦未尝试过。因推想前医之方，必为复方，我若行其故道，亦必无效，故用此单方也。不意其效如此之速，是真单方一味，气煞名医矣。惟一般时医拘于复方汤头之旧习，不屑用此不值钱之单方耳。今既有效，余愿偿矣。后余于丁氏《化学实验新本草》中，见亦载此方，惟方名地榆酽醋方，系译自东瀛医书，煎法亦少异。所谓酽醋，即苦酒也。后照法施于他人之患漏经者，亦有良效，特并存之如次。地榆苦酒煎方：地榆一两，陈醋六两，煎滚，再慢火熬片时，次晨空心，炖温服之。摘自：《余无言医案》

2. 余无言医案：妇人产后，始则恶露不清，继则漏血不止。量虽不多，断续不已。医以止血剂注射之，而弥月后，依然如旧。改延他医治之，亦无效。余知在产前数月，殇其三岁之幼子，投以清肝养血汤，五剂而痊。有宏道中学校长廉建中者，与余为文字交，订翰墨缘。其妻惠毓明女士，亦书画俱佳。在抗战期间之第六年，以孕已足月，觉有腹痛，乃入其友人叶某私人医院，平安产一男孩。约一星期后，恶露应清而未清，时有少量血液，断续下行。医察其血色正常，且不夹恶露中之半腐败物，乃为之注射止血针药，每日二次至三次，均无效。再增量注射之，亦无效。乃易药以注射之，仍然无效。如此弥月不愈，医告以可回家休养，且其量不多，可无碍也。病者无法，只得返家。改延他医，续治旬日，不愈亦不增剧。盖其夫妇为教育界人，受西方文化影响，不信中医也。某日下午，余以事往访廉先生。坐谈片时，始知其夫人已生产一男孩，当致贺辞。廉又蹙额而告余曰："内子产后，今已四旬左右，而漏血不止，何耶？中医有妙法否，敢请一诊。"余询其病之情况，试为诊之。他无所苦，量虽少而始终断续不停。因思其数月之前，曾殇其三岁之次子，父母之心，人皆有之，而妇人爱子之心，甚于丈夫。且殇子为时不远，中心蕴结，肝郁不舒。今当产后，恶露虽清，而血因肝郁，逼而从下漏矣。因笑谓之曰："汝夫妇脑筋至新，故自始至终，未延一中医疗治，故余不得与于其列。今始询及于余，余试为处方，可一瞻其效与否也。"乃握笔为书清肝养血汤方，令连服三帖，再作加减。并阴告廉先生，以有肝郁之因，而有漏血之果。孰意三服之后，即见减少。再服二帖，即告痊愈。廉先生夫妇大喜过望。后隔月余，惠女士自绘白头枝上双榛图一幅，廉先生自书七律新诗一幅，裱好送来，以作纪念。在白头双榛图上，惠书"白首怀思"四字。廉之七律一幅，其辞曰："廿年风雨许知音，当代名医夙所钦，志在活人宗仲景，学堪传世迈千金，文章旧价宏仁术，桃李新阴满杏林，一药山荆欣病愈，用伸感谢志微忱。"清肝养血汤方：粉丹皮四钱，春柴胡三钱，夏枯草三钱，于地黄五钱，京赤芍三钱，当归身三钱，紫丹参三钱，广郁金三钱，佛手柑三钱，姜、枣引。摘自：《余无言医案》

# 石瘕

【原文】《灵枢·水胀》："石瘕生于胞中，寒气客于子门，子门闭塞，气不得通，恶血当泻不泻，衃以留止，日以益大，状如怀子，月事不以时下，皆生于女子，可导而下。"

【释义】月经期间，寒气入侵，恶血停积所致瘕块。主要症状为子宫内有块状物形成，日渐增大，如怀孕状，并有闭经等，以包块如石，故名。

【临床应用】治宜温经行气、活血逐瘀，方用琥珀散或桂枝茯苓丸加减。

【案例】

1. 邓铁涛医案：莫某，女，45岁，干部。初诊：1985年7月5日。病史：患者于1985年3月间因月经过多，在某地区医院妇检发现子宫增大，继作B型超声波检查，见子宫前位，明显增大，长径6.1cm，厚径6.8cm，宫体中部见三个强回声光团，大小分别为2.4cm×2.3cm、1.9cm×2cm、1.8cm×1.5cm，其边沿光滑规则，双侧附件未见异常反射，提示为子宫肌瘤。患者在当地就医3个月，仍经量甚多，经色瘀黑，夹带血块，经期腰酸，少腹坠痛，平时白带量多，作B超复查，子宫继续增大，长径8.5cm，厚径5.7cm，子宫前壁见一强回声光团大小为5cm×3cm，其内回声光点粗大，边沿尚光滑，双侧附件无异常。患者因在当地医院治疗无效，又惧怕手术，故前来诊治。诊查：面色暗滞，情绪郁郁不乐，舌淡黯，苔白浊，脉弦细，尺涩。辨证：癥瘕病（肝郁气滞血瘀）。治法：投宫肌瘤丸30枚，每晚服3枚。宫肌瘤丸：桂枝、茯苓、赤芍、桃仁、丹皮、蒲黄、五灵脂，各等份为末，炼蜜为丸，每丸3g。二诊：患者经服上药后白带减少，8月上旬月经来潮，经量较前明显减少，但夹有血块，经期已无腰酸疼痛之感。药已见效，嘱其继续用上法治疗。9月19日B超复查，子宫已缩小，长径为6.5cm、厚径6cm，子宫肌瘤之光团缩小，约2cm×2cm，双侧附件未见异常，患者心情舒畅，精神转佳，月经正常。同年11月3日患者再作B超复查，子宫前位，长径6.5cm，厚径5cm，宫内回声光点稀少，未见明显光团，附件未见异常，提示子宫未见异常。至此，经约4个月的治疗，病已告愈，为了巩固疗效，尚嘱其减量，每晚服1丸，继续服用2个月后停药。追踪至今，其身体健康，病无复发。摘自：《邓铁涛医案与研究》

2. 杨志一医案：孙某某，女，52岁。因子宫颈癌，手术后发生呕吐不能食已5天，医院诊断为不全性肠梗阻，曾服中药微予通利，虽便泄数次，但呕吐仍不止，病情严重，西医施行输液及胃肠减压，未见好转。诊时患者头痛目眩，耳鸣口苦，心中疼热，呕吐涎沫，食不得入，渴不欲饮，大便先泄而后闭，肠鸣、不矢气，小便短黄，唇黯红，舌苔薄黄，脉弦。辨证：厥阴寒热夹杂，肝风扰胃，肝胃不和。治法：酸苦辛甘合剂，从乌梅丸化裁。方药：乌梅9g，川连6g，花椒3g，西党9g，当归6g，黄柏9g，干姜3g，代赭石 15g，橘皮 4.5g，竹茹 4.5g，水煎服。1 剂呕吐即止，涎沫减少，能进饮食，心中疼热亦减，腑气得行，并下蛔虫 1 条。但仍口苦溺黄，脉细弦，苔黄舌质红，知其胃气渐降，而肝胃阴伤，余邪未清，再以原方去花椒、赭石，加玉竹 9g、丹参 6g。4 剂后，精神食欲好转，头晕耳鸣减轻，口苦除，但觉晚间腹部灼热，出汗后则渐舒，大便结，小便仍黄，脉细弦，舌苔根部薄黄，此乃肝胃渐和而气阴未复，最后仿炙甘草汤意调治：党参 9g，白芍 9g，丹参 6g，玉竹 9g，麦冬 9g，火麻仁 9g，炙甘草 4.5g，生姜 6g，4 剂后，诸症大减，精神食欲均大有好转，呕吐从不再作。摘自：《医案札记》，《江西医药》1963 年第 9 期

# 乳子喘鸣

【原文】《素问·通评虚实论》："帝曰：乳子中风热，喘鸣肩息者，脉何如？岐伯曰：喘鸣肩息者，脉实大也，缓则生，急则死。"

【释义】风热之邪，始伤皮毛。喘鸣肩息，是风热盛而内干肺气宗气，故脉实大也。夫脉之所以和缓者，得阳明之胃气也。急则胃气已绝，故死。此复论后天所生之宗气而亦不可伤也。

【临床应用】陈梦雷《古今图书集成·医部·小儿嗽喘门》曰："若风邪外伤者，用麻黄汤表散；郁热内蕴者，用葶苈丸疏导；鼻流清涕，或头痛声重者，用参苏饮散之，更用四君子以固肺气。若心火刑肺，用人参平肺散以清肺金，用六味地黄丸以滋肾水；若嗽而吐青绿水者，用六君子加柴胡、桔梗，平肝补脾；若嗽而吐痰乳者，用六君子加桔梗，补土生金；若嗽而吐脓血者，用桔梗汤排脓理肺。洁古先生云：嗽而两胁痛，肝火侮肺也，用小柴胡汤。嗽而呕苦水，胆汁溢上也，用黄芩半夏生姜汤。嗽而喉中作梗，心火刑金也，用甘桔汤。嗽而下气，小肠失约也，用芍药甘草汤。嗽而喘急，风邪伤肺也，用麻黄汤。嗽而呕长虫，胃气虚也，用乌梅丸。嗽而痰涎壅盛，风伤脾也，用升麻汤。嗽而遗屎，大肠气虚也，用赤石脂禹余粮汤；不止，猪苓汤。嗽而腰背痛，痛甚则咳涎，风邪伤肾也，用麻黄附子细辛汤。嗽而遗尿，膀胱气虚也，用茯苓甘草汤。嗽而腹满，面肿不食，脾虚气逆也，用五味异功散。"

【案例】

1. 王埙医案：月潭之女，年甫周岁，忽喘嗽交作，浑身发热。月潭以为寻常感冒，忽之，越日益甚。适余视其弟病，亦请一视，见其面发赤，身发热，喉中声如锯，臆断曰，痰也。必乳母令睡时吃乳，兼膈间有火，故食为火壅而生痰，但得白玉饼两三枚则可矣。月潭令服之。热稍退而腹作胀，喘嗽仍旧。又请余视，以为已愈，细视之，两目昏闭，精神若无，喉间亦如故。月潭曰：看此形恐不救，余曰：何至此，乃视指纹，则红丝出风关，兼按其膈，则胸中作声辘辘然。顿悟曰，前以为痰，乃水也，必小便不利，眼胞虚肿，兼咳而作呕，乳母曰，是。遂开五苓甘露饮，令当茶饮之。次日，月潭邀同进城，问之，则小便十余次，腹减而精神作矣。因劝以再进一煎，两日如初。摘自：《醉花窗医案》

2. 章次公医案：莫幼。凡稚孩平卧则咳剧者，总是痰之作祟。夫痰多而见高热，则痰热交作，肺失清肃，咳、喘、惊乃意中事也。淡子芩 9g，炙紫菀 9g，连翘 12g，白前 6g，桔梗 5g，地龙 9g，蚤休 3g，苏子 15g（包）。摘自：《章次公医案》

# 胎病癫疾

【原文】《素问·奇病论》："帝曰：人生而有病巅疾者，病名曰何？安所得之？岐伯曰：病名为胎病。此得之在母腹中，时其母有所大惊，气上而不下，精气并居，故令子发为巅疾也。"

【释义】胎病巅疾，此指小儿癫痫。

【临床应用】

1. 因胎儿在母体中，母体突然受到惊恐，一则致使气机逆乱，进而损伤脏腑；一则导致精伤而肾亏，所谓"恐则精却"。母体脏腑损伤，精气亏损，势必影响胎儿正常发育，胎儿出母体后形体未充，神气怯弱，易受惊恐发为癫痫。

2. 对某些有明显家庭史的癫痫患者，应重视命门伏邪的作用。一旦遇到足够的外因诱发，引动命门伏邪，命门之火上逆，肝火从之，形成龙雷之火妄动之火，填塞窍络，以致脐下"天枢"之机不发。天枢司清阳之上升，理浊阴之下降，若天枢之机失司，清阳不得上升，浊阴不得下降，一时五脏六腑，十二经脉不胜其扰，导致神明无主，意识丧失而昏倒，四肢受肝风牵动而抽搐，潴留之体液及脾之涎沫，被迫溢出口而为痫发。

3. 对某些有明显家庭史的脑病患者，参考胎病巅疾论治。

【案例】

1.董廷瑶医案: 陆某某,男,5个月,1982年5月3日初诊。患婴初生4个月起,渐发惊搐,近10天发作愈频。每发神识迷糊,四肢抽搐,两目上翻,痰鸣吐涎。脑电图检查见有异常痫波。拟诊原发性癫痫。平时喉中痰多,下颌时颤,眠中作惊,便秘溲黄,唇红干裂,舌红苔薄。证属痰火惊痫,急予豁痰逐涎,清心开窍。处方:川连3g,钩藤6g,天浆壳5枚,全蝎1.5g,干菖蒲6g,天竺黄6g,天麻4.5g,胆星3g,僵蚕9g,竹沥半夏9g,陈皮3g。4剂。另服保赤散0.3g,每天1包,分2次服。药后大便下涎甚多,状如腻油发亮,痰浊得降,近日惊痫不发,痰鸣减少,时有咳嗽,大便停药即结,小溲黄赤,口渴喜饮,睡眠略安,唇燥面裂,舌红无苔。痰火初泄,阴液已伤,兹拟滋阴下痰法。处方:生地9g,玄参9g,麦冬9g,钩藤6g,天浆壳3枚,天花粉9g,竹沥半夏9g,胆星3g,天竺黄6g,天麻3g,生甘草3g。3剂。另服保赤散0.3g,3包,服法同上。此后以本方为主,连续服用1月余,惊痫不作,形神颇振,便下通调,干渴喜饮,仍闻痰鸣,舌红少津。痰浊大减,气阴两耗。予以滋养安惊。处方:太子参6g,鲜石斛15g,花粉9g,麦冬9g,五味子3g,龙齿15g,朱茯神9g,生甘草3g,川贝4.5g,竹茹6g。7剂。摘自:《董廷瑶医案》

2.杨君医案:李某某,男,9个月。患儿出生后至第7个月前一切正常,第7个月后,发现其手不灵活,腿活动能力较差,之后患儿头部明显迅速增大,到8个月时双眼已呈"落日"状,头部青筋显露,颜面紫红,头不能抬,四肢不能活动,身体极度消瘦。头围56cm,前后囟门扩大而饱满，凸出于颅骨。先后经数个医院诊断为脑积水。处方：茯苓、大腹皮各 15g，猪苓、泽泻、牛膝、车前子各 10g，白术 5g，桂枝 2g。水煎顿服。服药后尿量明显增多，大便亦呈稀水状，至服完第 6 剂药后，囟门明显凹陷，面色渐转红润。前后共服药 27 剂，患儿四肢渐能活动，颈部亦有力，能抬头活动，囟门未再凸起而痊愈。服药期未出现任何不良反应。7 年半后追访，患儿已 9 岁，精神饱满，智力良好，没患过其他疾病，头围仍为 56cm，惟右手腕部以下发育欠佳，活动力较差。身高、体重均与同年龄健康儿童无异。摘自：重剂"五苓散"治疗脑积水的体会，《新医药学杂志》1978 年第 8 期

# 婴儿病

【原文】《灵枢·论疾诊尺》："婴儿病，其头毛皆逆上者，必死。耳间青脉起者，掣痛。大便赤瓣，飧泄，脉小者，手足寒，难已；飧泄，脉小，手足温，泄易也。"

【释义】婴儿病危重症。

【临床应用】用望诊、切脉、尺肤诊、问诊的方法，从外知内，判断预后。

【案例】

1. 安效先医案：患者，女，12 岁。腹泻自 3 岁始，1 ~ 2 次／日，平日食油腻之物后腹泻，大便糊状，平素易外感、疲乏，手脚凉，夜寐不安。舌稍红，苔少，脉细弱。证属脾肾阳虚，治宜温补脾肾。处方：藿香 10g，太子参 15g，炒白术 10g，生山药 15g，炒山楂 10g，乌梅 6g，粉葛根 10g，车前子 10g，木香 3g，桔梗 10g，补骨脂 10g，炒芡实 10g，诃子 5g，炒谷芽 10g，菟丝子 10g。治疗月余，腹泻症状逐渐好转。摘自：《张丽、潘璐、柏燕军，安效先教授治疗小儿泄泻经验撷萃》，《环球中医药》2003 年第 10 期

2. 孙东垣医案：治一小儿二岁，时初冬，患大寒症，明堂青脉额上青黑，脑后青络高起，舌上白滑，喉鸣而喘，大便微青，耳尖冷，目中常泪下，仍多眵，胸中不利，卧而多惊，无搐则寒。以黄柏、陈皮、葛根、连翘、蝎梢、

炙草，以上各一分，升麻、黄芪、柴胡各二分，归身、麻黄各三分，吴萸、生地黄各五分，名曰补阳汤。咀，都作一服。水一大盏半，煎至六分，乳食后热服，服后愈。摘自：《名医类案》

# 目痛

【**原文**】《灵枢·论疾诊尺》："诊目痛，赤脉从上下者，太阳病；从下上者，阳明病；从外走内者，少阳病。"

【**释义**】赤脉，乃赤筋在目也。体内脏腑气血的盛衰皆可反映于体表的络脉，此言望目中脉络以诊断疾病的方法。

【**临床应用**】

1.以目中赤脉的走行方向推测病变的部位。足太阳经行走在眼眶上方，其经筋为目上网。足阳明经行走在眼眶下方，其经筋为目下网。足少阳经起于目锐眦，其经筋为目之外维。故可从白睛赤脉的走向，来辨别其为某经受邪。

2.临床上并扩大为黑睛翳障的辅助辨证手段，从翳障分布的部位和发展的趋势来辨认病变所在经络。如黄液上冲（前房积脓），从下而上，诊为阳明积热，从而使用清泄阳明的方药治疗。

3.但运用经络辨证时，同样忌机械，要结合眼部及全身症状综合辨证。

【**案例**】

陆南山医案：邢某某，女，40岁，1974年3月23日初诊。病史：左眼患角膜溃疡3月余。曾用多种西药，未能奏效。病人自觉左眼视力模糊，畏光流泪。眼部检查：右眼视力 1.2，外表及眼底均无特殊发现。左眼视力眼前手动，白睛混合充血，角膜普遍混浊，尤以后层为甚。角膜中央溃疡，上方凹陷较深，荧光素染色强阳性。辨证论治：左眼白睛赤脉满布，黑睛白翳，翳成深陷，眼睑无力，常欲垂闭，畏光流泪，视物不清，脉细数，苔薄白。患病缠绵不愈。局部用药虽多，仍无疗效。此为脾胃之阳气不升，浊阴之火得以上乘，故翳成陷下而白睛赤脉满布。仿李东垣培补脾胃，升发阳气，兼泻阴火法治之。炙黄芪 12g，党参 9g，苍术 6g，升麻 3g，炙甘草 4.5g，柴胡 3g，羌活 3g，黄芩 3g，川黄连 3g，石膏 12g。4 月 11 日二诊，上方服 14 剂，自觉左眼较前舒适，刺激症状减轻。检查发现左眼混合充血减轻，呈轻度睫状充血。角膜溃疡面明显改善，荧光素染色呈弱阳性。因睫状充血在辨证中认为是血瘀凝滞所致，故处方以健脾益气、活血疏肝、清热明目法。党参 9g，炙黄芪 12g，全当归 9g，川芎 3g，制香附 12g，黄芩 3g，石膏 12g，谷精草 12g。4 月 26 日三诊，上方已连服 15 剂。左眼睫状充血消失，角膜荧光素染色阴性，留有角膜斑翳。视力进步至约 70cm 指数。摘自：《名医陆南山治病医案》

# 赤风瞳翳

【原文】《素问·本病论》："己亥之岁……君火欲升，而中水运抑之，升之不前……日久成郁，即暴热乃至，赤风瞳翳。"

【释义】在运气交司过程中，间气亦应随之变化，原在泉右间气当升为新一年司天左间气，由地至天，故为升；原司天右间气当降为新一年在泉左间气，由天至地，故为降。间气升降过程被阻，则"升降不前"，这是气交失守的第二种情况。其中，间气不得升称"不得升天"，亦称"升之不前""升而不前"等；间气不得降称"降而不下""降而不入"等。间气升降不前原因有两类。其一，是为五运中克己之运所抑制，如新一年的岁运太过、先天而至、恰逢其五行克该间气，则间气不得升或不得降。《素问遗篇》还用木、火、土、金、水五星的别名来指代五运之气，称间气为某星所窒，如"君火升天，主窒天蓬"，天蓬为水星别名，反映了间气少阴君火为五运中克己之水运所抑制的情况。其二，是六气中司天之气不迁正，则相应间气不得升为司天左间；在泉之气不退位，则相应间气不得降为在泉左间。间气升降不前还有多种变化，"有升之不前，降之不下者；有降之不下，升而至天者；有升降俱不前。"

【临床应用】此相火郁发为病，阳热之邪在体内郁久暴发，火风交炽，发为目不明。"太过取之，不及资之。太过取之，次抑其郁，取其运之化源，令折郁气。不及扶资，以扶运气，以避虚邪也。"

【案例】

1. 张健医案：何某，男，32 岁，于 2015 年 7 月 6 日初诊。主诉：双眼红，灼热感，畏光流泪 2 日。病史：患者于 7 月 4 日突发双眼红，灼热，异物感，畏光流泪，分泌物稀薄，伴发热头痛，鼻塞，流清涕。检查：视力：右眼 1.0，左眼 0.8。双眼眼睑微红，结膜充血（+++），球结膜下点片状出血，角膜未见星点浸润。耳前颌下可扪及淋巴结肿大，舌质红，苔薄黄，脉浮数。诊断：流行性出血性结膜炎（双眼）。辨证：初感疫疠证。治法：疏风清热。方剂：祛风散热饮子（《审视瑶函》）加减。处方：连翘 10g，牛蒡子 10g，羌活 10g，薄荷 5g（后下），赤芍 10g，防风 10g，当归尾 10g，栀子 10g，金银花 15g，蒲公英 15g，板蓝根 15g，甘草 5g。3 剂。服法：水煎，每日 1 剂，分 2 次温服。外治：①鱼腥草滴眼剂，滴双眼，每 1～2h 一次。②0.1% 更昔洛韦（晶明）滴眼剂，滴双眼，一次 2 滴，每 2h 一次，一日给药 5～6 次。医嘱：①注意个人卫生，不用脏手、脏毛巾揉擦眼部。②手帕、毛巾、脸盆以及其他生活用品应注意消毒，防止传染。③禁辛辣炙煿之品。二诊（2015 年 7 月 9 日）：双眼红、灼热、异物感、畏光流泪、结膜分泌物，发热头痛、鼻塞、流清涕减轻；舌质红，苔薄黄，脉弦。查视力：右眼 1.0，左眼 1.2。双眼睑红肿已消，结膜充血、点片状出血减轻，耳前颌下淋巴结减小；舌质红，苔薄黄，脉浮数。原方 3 剂。鱼腥草及更昔洛韦滴眼剂，改为每日滴双眼各 3 次。三诊（2015 年 7 月 12 日）：视力，右眼 1.0，左眼 1.2。双眼结膜充血基本消退，结膜下点片状瘀血变局限。舌质淡红，苔薄黄，脉浮。原方 3 剂，药尽而愈。摘自：《张健眼科医案》

2. 张健医案：欧阳某，女，22 岁，于 2015 年 7 月 14 日初诊。主诉：双眼红，灼热感，畏光流泪 2 日。病史：患者于 7 月 12 日起突发双眼红，灼热疼痛，热泪频流，眼睑红肿，伴口渴心烦，便秘，尿黄。检查视力，右眼 0.8，左眼 0.6。双眼眼睑红肿，结膜充血水肿（++），弥漫性球结膜下出血，角膜周边有星点浸润，2% 荧光素钠染色检查有数个点状着色。舌质红，苔黄，脉数。诊断：流行性出血性结膜炎（双眼）。辨证：热毒炽盛证。治法：清热泻肺。方剂：泻肺饮（《眼科纂要》）加减。处方：防风 10g，荆芥 10g，炒大黄 10g（后下），连翘 10g，黄芩 10g，赤芍 10g，栀子 10g，生石膏 20g（先煎），枳壳 10g，桑白皮 10g，木通 6g，生地黄 15g，蝉蜕 5g，木贼 5g，甘草 5g。3 剂。服法：水煎，每日 1 剂，分 2 次温服。外治：①鱼腥草滴眼剂，滴双眼，每 1～2h 一次。② 0.1% 更昔洛韦（晶明）滴眼剂，滴双眼，一次 2 滴，每 2h 一次，一日给药 5～6 次。医嘱：①注意个人卫生，不用脏手、脏毛巾揉擦眼部。②手帕、毛巾、脸盆以及其他生活用品应注意消毒，防止传染。③禁食辛辣炙煿之品。二诊（2015 年 7 月 17 日）：大便已通畅，双眼灼热疼痛，热泪频流，口渴心烦等症减轻；舌质红，苔薄黄，脉浮数。视力：右眼 1.0，左眼 0.8。双眼红肿已消，结膜充血、出血减轻，角膜 2% 荧光素钠染色检查着色减少。原方3剂。鱼腥草滴眼剂改为每日滴双眼5次。三诊（2015年7月20日）：视力，右眼1.0，左眼1.2。双眼充血基本消退，诸症若失；舌质淡红，苔薄黄，脉浮。原方3剂，药尽而愈。摘自：《张健眼科医案》

# 耳鸣

**【原文】**《素问·五常政大论》："厥阴司天……风行太虚，云物摇动，目转耳鸣。火纵其暴……其发机速。"

**【释义】**《素问玄机原病式·五运主病》："所谓风气甚，而头目眩晕者，由风木旺，必是金衰不能制木，而木复生火。风火皆属阳，多为兼化，阳主乎动，两动相搏，则为之旋转。"

**【临床应用】**耳鸣选择使用灵磁石、石决明、牡蛎、羚羊角骨、响铃子、路路通、石菖蒲、鲜仙鹤草、天麻；双耳鼓膜见钙化斑加丹参、桃仁、红花。

**【案例】**

1.孙文垣医案：吴官詹少溪翁，原有酒积，且频伤于怒，致右胁之火冲上作疼，耳鸣眩晕，大便艰涩，脉右寸关滑数，左弦，以当归龙荟丸加牛胆南星治之而愈。摘自：《孙文垣医案》

2.梅松政医案：阎某，女，62岁，1998年8月5日初诊。患者2年前大发脾气后耳鸣如潮，以为是短暂的"七窍不通"，没有引起重视。2周后，耳鸣没有缓解迹象，到综合医院五官科检查，未发现任何器质性疾病，以神经性耳鸣治疗1月余，未见明显好转。后间断请了诸多中医、西医治疗，疗效不显。近2周耳鸣加重伴心慌，再次到综合医院检查发现有脑供血不足，余无异常。遂求诊中医。刻诊：消瘦病容，时有叹息，自述双耳内时有如潮水响声，头晕，纳差，心慌，偶有心烦。查双耳耳道未见异常，血压：100/65mmHg，心率 56 次 / 分，舌淡苔薄白，脉细数无力。西医诊断：脑供血不足，神经性耳鸣。中医诊断：耳鸣，辨证属肝肾阴虚，虚火上冲。处方：炒山楂 15g，当归 20g，杜仲 10g，炒何首乌 10g，柴胡 15g，郁金 12g，熟地黄 15g，大枣 10g。7 剂，水煎服，每日 1 剂，饭后温服。二诊：耳鸣有微弱缓解，头晕减轻，余症如前。把炒山楂加至 20g，加木香 15g，10剂。三诊：患者服用二诊处方 6 剂后，头晕目眩半小时，随后矢气数次，耳鸣突然好转。真是"郁气不通，阻碍七窍；肝肾阴虚，无力推气"。遂调整用药。组方：炒山楂 20g，当归 20g，人参 15g，鸡血藤 12g，木香 15g，郁金 15g，大枣 10g。10 剂。四诊：耳鸣明显好转，饮食佳，余症消退。再加减治疗 3 周后，诸症悉除。随访 2 年，耳鸣未复发。摘自：《暴怒肝郁致耳鸣案》，《中国中医药报》2013 年 10 月 28 日

# 耳聋

【原文】《灵枢·决气》："精脱者，耳聋。"

【释义】《医林绳墨·耳》："耳属少阴肾经，肾之窍也。肾气实，则耳聪；肾气虚，则耳聋。"

【临床应用】

1. 治宜补益肾气，用益智散、苁蓉丸、耳聋左慈丸，六味地黄丸加黄柏、知母、远志肉、石菖蒲等。

2. 干祖望以升麻、葛根、柴胡、蔓荆子四药合用。

【案例】

1. 王士贞医案：何某，女，1977年11月21日初诊。主诉（母代诉）：其母偶尔发现患儿在3～4岁时听不到电话声，随即带其到本市某大医院耳鼻喉科检查及治疗，当时被告知：患儿左耳为极重度耳聋，右耳为中度耳聋，此病治疗效果不理想，应及时对患儿行语音训练。经一段时间药物治疗后未见明显好转，放弃治疗。患儿6岁时曾在附近医院接受中西医治疗，7岁时接受针灸治疗1年，听力均未见明显提高。发现患儿耳聋前无腮腺炎、麻疹病史，无注射过链霉素、庆大霉素、卡那霉素等抗生素。来诊时患儿双耳听力差，左耳尤甚，形体偏瘦，肤色偏黄黑，胃纳一般，自小夜间遗尿。舌质淡红，苔薄白，脉细弱。体查：双下鼻甲不大，淡红，各鼻道未见分泌物引流。咽黏膜无明显充血，双扁桃体Ⅰ度大小。双外耳道完整，双耳鼓膜完整，标志清楚。纯音测听检查结果示（以250、500、1000、2000、4000、6000、8000Hz7个频率的气导听阈均值计）：左耳75dB，右耳46.24dB。临床诊断：双耳感音神经性耳聋（左耳极重度耳聋、右耳中度耳聋）。中医辨证：肾元亏虚，脉络瘀阻。治疗过程：补肾养肝，活血通窍。方药：自拟"启窍治聋方。"本方由骨碎补、山萸肉、何首乌、白芍、柴胡、丹参、川芎、黄精、葛根、磁石、蜈蚣、毛冬青等药组成。因中药汤剂难以入口，患儿不配合服药，未能坚持治疗，听力无提高。自1998年5月开始，患儿系统服用启窍治聋丸（上药经本院药剂科生产的成药），每次6g，每日3次。嘱患儿在服药期间，注意预防感冒，避免噪音刺激，加强锻炼身体，每日晚上睡前配合做鸣天鼓。经用启窍治聋丸治疗两个月后，其母发现患儿听力有提高，学习成绩较前有进步，对其治疗信心大增，继续坚持服药4个月余，共服药50余瓶。至1998年8月25日复查听力（气导阈均值）结果示：左耳33.57dB，右耳17.14dB，双耳听力均显著提高，达到实用听力水平，患儿自我感觉良好，夜间基本无尿床，精神充沛，学习成绩在班上名列前茅。摘自：陈纪藩《疑难病证治精华》

2. 王为兰医案：王某，女，55岁。初诊：1991年11月11日。主诉：脑鸣、耳鸣3年。患者于1988年10月，突然身体失去平衡而摔倒，即送医院，诊断为高血压、更年期综合征、神经性耳鸣。经用复方降压片、维脑路通片、谷维素、复方丹参片治疗半年，血压正常但整日脑如蝉鸣无休止，怕光，双目不欲睁。3年来不能看电视及书报，怕声音,稍有声音自感脑部血管扭转、血液冲向头部似欲昏倒,左半身酸软无力;长年独住暗光室内,不能与他人交谈,胆怯欲死,咽干口苦不欲饮,纳佳便干。经多次住院检查未发现阳性病灶。出院后多处寻中医治疗,愈医愈重,慕名求治于王氏。诊查:表情痛苦,面赤唇干,两目紧闭,语音低微,似昏似倒。舌质红无苔,脉弦细数。辨证:肾精亏损,髓海空虚,脑失濡养。治法:填补精髓,潜阳定志。处方:大生地黄30g,白芍30g,败龟板15g,女贞子30g,墨旱莲15g,石决明30g,生磁石30g,生龙牡各30g,蝉衣10g,决明子30g,青葙子10g,淮牛膝15g。7剂。二诊:11月27日。药后便干已愈,耳鸣、脑鸣减半,怕光怕声明显减轻,能看几分钟黑白电视,能与家人交谈半小时以上,有家人陪着能在室外活动十几分钟。仍口干口苦,环境稍差则心烦意乱、血压升高,肢体运动障碍、胆怯不减。舌质仍红无苔。效不更方,综前方加知柏各10g,清降炎上之火。三诊:12月19日。患者诉症状基本缓解,生活能自理,下午仍脑鸣必卧。舌质仍红,舌两边苔薄白。原方加沉香面2g,分冲。四诊:12月27日。诸症已消,已如常人,嘱再服药数剂,以巩固疗效。摘自:董建华、王永炎《中国现代名中医医案精选》第六集

# 鼻渊

【原文】《素问·气厥论》："胆移热于脑，则辛颏鼻渊。鼻渊者，浊涕下不止也。"

【释义】辛，鼻中觉刺戟也。胆为刚脏，内寄相火，其气通脑。

【临床应用】

1. 张锡纯经验：胆之移热，其热不但来自胆经，亦有来自他经者。以胆草、白芍诸药清肝胆之热，或生石膏、知母诸药清胃腑之热。用丝瓜蔓煎汤饮之。少加连翘、薄荷、菊花诸药辅之，以宣散外感；少加金银花、甘草、花粉诸药辅之，以清热解毒。若病久阴虚，一切滋阴退热之药皆可酌用。

2. 鼻痒者加蝉衣、辛夷；鼻塞难通及嗅觉障碍者，加石菖蒲、路路通、苍耳子；有息肉者可加乌梅、苍术、蜂房、白花蛇舌草。涕黄稠量多者，加冬瓜仁、瓜蒌仁、车前草、木通；脓涕量多加皂刺、败酱草；脓多有臭味加野菊花、桑白皮、龙胆草；脓性分泌浊涕潴积窦腔者，取法全生二陈汤。

【案例】

1. 张聿青医案：范左，肝火熏蒸，上逼于脑，致鼻渊久漏不止，气味臭秽。脉细弦，左尺小涩。深恐脂液枯槁，而致难支。煨石膏、生薏仁、山栀仁、北沙参、炙升麻二分、西洋参、肥知母、赤白苓、藿胆丸（以藿香末和胆汁为丸）。

摘自：《张聿青医案·鼻渊》

2.李冠仙医案：张瑞郊大兄，予世交也。忽得鼻渊症，伊家常延徐医，因请调治两月有余，浊涕浓臭不减，更增鼻塞不通，头昏而痛，徐医自称所用之药，皆古人鼻渊治法，查书可证，奈此症最难治耳。张大兄不得已来就予诊，情形恍惚，予诊脉毕谓之曰：症非难治，但治不得法耳。初诊立方，令服药三帖，鼻涕大减，鼻全不塞，头不昏痛；再诊原方加减，令服七帖，竟全愈矣。照方令加二十倍，熬膏常服，以杜后患。有伊友问予曰：他人医两月余无效，而加病，老翁一见以为无难，一二诊而果全愈，何其神也。予笑应之曰：此非足下所知也，行医必知古方，不知古方有合用者，有不合用者，全在医有灵机，不可泥古也。况鼻渊一症，古方全不合用，予向过浒关，适有总办张姓正患鼻渊，诸医不效，托总库黄拙安恳予诊治，予阅所服之方，无非泥古法者。盖古方治此症，大抵用辛夷、苍耳辈通脑之药，殊不思《内经》云：胆移热于脑，则心颜鼻渊。今不知治热之来路，惟用辛热之药上通于脑，脑愈热而臭涕愈多，日久脑虚，头昏头痛所由来也。治不得效，甚有谓之脑寒者，经明云胆移热于脑，何得谓之寒。夫鼻渊由脑热而来，脑热由胆热所致，只须凉胆，使无热可移于脑，脑虽有余，热自由浊涕而去，何愁病之不愈哉！予竟将此理开于脉案，方用犀角地黄汤，以羚角易犀角，清补肝胆。盖胆在肝短叶之下，相为表里，清胆必先清肝，甲乙皆得所养，则不生火而热自清。再合温胆汤，重用竹茹兼清肺胃以化痰，药煎成后入猪胆汁少许以为引，一药得效，数服全愈。今治张兄之病，予若不思而得者，盖有成竹在胸也。其友闻之，称拜服而去。摘自：《仿寓意草·缸瓦厂张大兄鼻渊治效》

# 喑、喑俳

【原文】《素问·脉解》："太阳……所谓入中为喑者，阳盛已衰，故为喑也。内夺而厥，则为喑俳，此肾虚也。"

【释义】声音之标在心肺，声音之本在肾。所谓入中为喑者，《灵枢·忧恚无言》曰："人卒然无音者，寒气客于厌，则厌不能发，发不能下至，其开阖不致，故无音。"所谓内夺喑俳者，《圣济总录·喑俳》曰："盖肾脉络舌本，肾气内夺，气厥不至舌本，故不能语而为喑；肾脉循阴股，循行内踝，入足下，肾气不顺，故足废而为俳。"

【临床应用】

1.金实则无声，金破碎亦无声。《临证指南医案》华岫云按曰："有邪者，是肺家实也。无邪者，是久咳损肺，破碎无声也。其治法有寒者散寒，有火者清火，有风痰则祛风豁痰。若龙相上炎烁肺者，宜金水同治。若暴中之喑，全属少阴之虚，宜峻补肝肾；或稍兼痰火而治之。其用药总宜甘润，而不宜苦燥。"

2.利咽开音：蝉蜕、诃子、桔梗、木蝴蝶、胖大海等等。

【案例】

1.陈伯坛医案：熙，女性。病失音，无其他症状。请先君诊治，脉沉细，先君断曰：此为少阴不至者喑，用肾

气丸合麻黄细辛附子汤治之，以助肾间之动气。盖声出于喉而根于肾也。再服声开而安。摘自:《广州近代老中医医案医话选》

2.郭伟伟、龙冬艳医案:张某某，女，52岁。咳嗽声嘶哑3天，失音1天。4天前因天气骤凉感冒，出现咳嗽无痰，声音嘶哑，颈背部疼痛，恶寒，鼻塞，在某医院输青霉素、双黄连、病毒唑，含服金嗓子喉宝，3天未见好转，又出现失音。遂转诊中医，查舌淡苔白、脉浮紧，咽喉部稍充血，证属风寒闭肺束表，治宜解表散寒，宣肺开音。药用炙麻黄8g，防风、桂枝、桔梗、辛夷花、葛根、杏仁、千张纸、羌活各10g，胖大海3枚，生甘草5g，每日1剂，水煎2次分3次服。3天后复诊，患者失音好转，仍有少许嘶哑，咳嗽减轻有白色痰，周身微汗出，恶寒、颈背疼痛明显好转，上方去炙麻黄、羌活，加炙紫菀10g，炙枇杷叶10g，再进3剂，失音、声嘶、咳嗽均治愈。摘自:《失音辨治验案举隅》，《浙江中医杂志》2007年第2期

# 喉痹

【原文】《灵枢·热病》："喉痹舌卷，口中干，烦心，心痛，臂内廉痛，不可及头，取手小指次指爪甲下，去端如韭叶（许）。"

【释义】手环指末节尺侧，距指甲角0.1寸，手少阳三焦经关冲穴，用于外感热病，头面五官疾患，如主治喉痹等等。

【临床应用】

1. 配少商、少泽，有泄热利咽的作用，主治咽喉肿痛。

2.《千金要方》记载：关冲、窍阴、少泽，主喉痹，舌卷口干。

【案例】

1. 蔡敬民医案：谢某，男，5岁。于夜间突然哭闹、剧咳，声如犬吠，喉间哮吼，烦躁汗出，喘憋欲死，遂邀余诊治。即予针刺关冲穴、少商穴（双），令出血；配双侧合谷穴，强刺激（留针）。针后约3min，病情缓解；10min后起针，喘吼渐平复。夜寐平稳，次日如常。摘自：《针刺治疗喉痹》，《四川中医》1988年第1期

2. 孙培荣医案：李小妮，女，年岁许，山东莱阳人，住台北市南京东路一段。患白喉病甚严重，初当发现时，即二目直瞪，呼吸困难，求予诊治，经施针商阳、少商、

关冲、少冲等穴，用棱针出血而愈矣。摘自：《孙培荣针灸验案汇编》

# 齿痛颊肿

【原文】《素问·至真要大论》："少阴在泉，热淫所胜……目暝齿痛颊肿，恶寒发热如疟……"

【释义】少阴在泉，卯酉岁也，主热。目暝，热甚阴虚；齿痛颊肿，热乘阳明。

【临床应用】少阴在泉，热淫所胜之病，用咸寒药主治，以甘苦为佐，以酸味收敛阴气，以苦药发散热邪。

【案例】

1.吴佩衡医案：李某，男孩，5岁。1964年2月患腮腺炎，已四五日，发热恶寒，两腮于耳下赤肿疼痛。其母用臭灵丹叶捣烂外敷，另服六神丸，效果不明显，反觉服六神丸后腹中冷痛不适，延余诊视。初诊，患儿寒热未退，两腮仍肿痛，腹内亦痛，不思饮食，精神疲惫，脉弦细，舌苔薄白，根部稍显黄腻。此乃风寒外袭，邪遏太阳少阳两经，经气受阻，脉络不通所致，亦属太少二阳合病之证。拟用桂枝、柴胡合方加味治之。柴胡6g，黄芩6g，明党参9g，桂枝9g，杭芍6g，法夏6g，生姜3片，大枣3枚，板蓝根9g，甘草6g。服1剂，发热退，恶寒减轻，两腮肿痛消退大半，腹痛亦止，已思饮食。脉细缓，舌根部黄腻苔已退。继上方去黄芩加甲珠6g，败酱草6g，连服2剂而愈。摘自：《吴佩衡医案》

2. 高昌琨、高玉菊经验：姜某，男，3 岁，1991 年 4 月 8 日就诊。发热，不思饮食，右侧腮部肿胀，压之有痛感。舌苔薄黄，质红。诊断为流行性腮腺炎。紫金锭 3 ~ 10g，新鲜带根蒲公英、鱼腥草各 60g，青黛、冰片各适量。用法：将蒲公英、鱼腥草洗净、切碎、捣烂，再将紫金锭、青黛、冰片研碎，用温水或醋调成糊状后加入，和匀，敷于腮肿处，用敷料固定，每日更换 1 次。用上法外治 1 次后即愈。摘自：《紫金锭加药外治流行性腮腺炎 64 例》，《安徽中医临床杂志》1997 年第 2 期

# 口僻

【原文】《灵枢·经筋》："足阳明之筋……其病足中指支胫转筋，脚跳坚，伏兔转筋，髀前踵，溃疝，腹筋急，引缺盆及颊，卒口僻；急者，目不合，热则筋纵，目不开颊筋有寒，则急，引颊移口，有热则筋弛纵，缓不胜收，故僻。治之以马膏，其急者；以白酒和桂，以涂其缓者，以桑钩钩之即以生桑炭置之坎中，高下以坐等。以膏熨急颊，且饮美酒，啖美炙肉，不饮酒者，自强也，为之三拊而已。治在燔针劫刺，以知为数，以痛为输，名曰季春痹也。"

【释义】口僻外治法包括（马膏方）药物外治法、（针刺）器械外治法和（推拿）手法外治法。《太素·经筋》则从五行角度说明马膏缓急之用："马为金畜，克木筋也，故马膏疗筋急病也。"熨，即将药物加热涂敷或贴烤患处，较涂法多温通之效。故膏熨借其温通之力治疗面颊拘急，其效自捷。白酒和桂末涂于面肌迟缓一侧，取两者温通之效。

【临床应用】

1. 提倡使用针刺、按摩、理疗、外治和内服中药综合治疗口僻。

2. 以上《内经》外治法中，药物外治法和手法外治法传承较好，而器械外治法由红外热疗仪取代。

**【案例】**

1.蒲仕林医案：任某某，女，3岁，1977年10月3日诊。患者于半年前高热后，次日发现口眼㖞斜，迭经治疗无效。观右眼闭合不全，口向左㖞斜，苔淡白，指纹淡红微沉。用蒲氏番蜜膏外涂，每天更药1次，7次痊愈。随访6年，一直正常。蒲氏番蜜膏：将番木鳖500g，加水3600ml，煮沸20min，趁热刮去外皮，取净仁切片置瓦上文火烘酥，研筛为细末，白蜜适量调为稀糊状，文火煎熬15min，待温备用。将药膏涂患侧面部（向左边㖞斜涂右侧，向右边㖞斜涂左侧），厚约0.2cm（口、眼部不涂），用纱布覆盖，每日换药1次。搽药处3～5天发生奇痒，6～8天出现粒疹，9～14日若疼痛剧烈，则为病愈先兆，即可停药。

2.郭文显医案：李某某，女，17岁，1964年冬初诊。1964年冬季去外村上学，路遇狂风，回家后忽患右面口眼㖞斜，目不能合，口不能收，右面麻木不仁，其他一切正常，病后一周来就诊。脉象浮紧乏力，舌质淡无苔。辨证：风痰阻络。治法：通络活血，祛风化痰。方药：通络牵正散加减：白附子9g，僵蚕9g，全蝎9g，钩藤9g，地龙15g，天麻15g，红花9g，赤芍9g。同时针刺承泣、迎香、下关、合谷穴。地仓透颊车穴，健侧患侧轮流刺，每日1次。针药并施治疗半月，口眼端正，病复如初。摘自：《临证备要·中国当代名中医秘验方》

**图书在版编目（CIP）数据**

黄帝内经临证精华 / 周德生，刘利娟编著 . ——太原：
山西科学技术出版社，2018.10

（中医四大经典与临床实践丛书）

ISBN 978-7-5377-5792-8

Ⅰ.① 黄⋯ Ⅱ.① 周⋯ ②刘⋯ Ⅲ.①《内经》—研

究 Ⅳ.① R221

中国版本图书馆 CIP 数据核字（2018）第 233773 号

HUANGDINEIJING LINZHENG JINGHUA

## 黄帝内经临证精华

出　版　人：赵建伟

编　　　著：周德生　刘利娟

责任编辑：郝志岗

封面设计：吕雁军

出版发行：山西出版传媒集团·山西科学技术出版社

地　　　址：太原市建设南路 21 号

邮　　　编：030012

编辑部电话：0351-4922072

发 行 电 话：0351-4922121

经　　　销：各地新华书店

印　　　刷：山西康全印刷有限公司

网　　　址：www.sxkxjscbs.com

微　　　信：sxkjcbs

开　　　本：890mm×1240mm　1/32

印　　　张：9.25

字　　　数：201 千字

版　　　次：2018 年 10 月第 1 版　2018 年 10 月太原第 1 次印刷

书　　　号：ISBN 978-7-5377-5792-8

定　　　价：30.00 元

本社常年法律顾问：王葆柯

如发现印、装质量问题，影响阅读，请与印刷厂联系调换。